DE L'INFLUENCE

DE L'ÉCLAIRAGE

SUR

L'ACUITÉ VISUELLE

DE L'INFLUENCE
DE L'ÉCLAIRAGE

SUR

L'ACUITÉ VISUELLE

PAR

LE Dr N. TH. KLEIN,
ÉLÈVE DES HÔPITAUX (MÉDAILLE DE BRONZE).

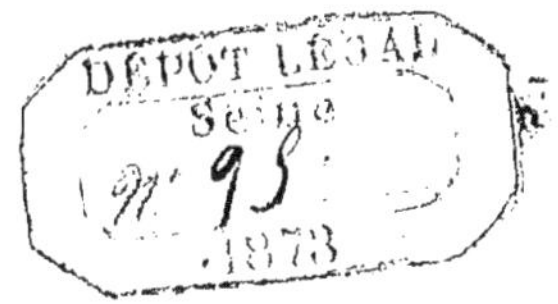

PARIS
G. MASSON, ÉDITEUR
LIBRAIRE DE L'ACADÉMIE DE MÉDECINE
Place de l'Ecole-de-Médecine, 17.

M DCCC LXXIII

PRÉFACE.

Depuis quelques années, la recherche de l'acuité visuelle est entrée dans le domaine de la pratique ophthalmologique et s'y est rendue indispensable à tel point que les tables de Giraud-Teulon et de Snellen, présentées au congrès de 1862, sont aujourd'hui le vade-mecum de l'oculiste et de l'opticien. Cependant, on s'aperçut bien vite qu'un élément important était négligé dans cette recherche, et notre excellent ami le Dr Javal a fait connaître ce désidératum dans les lignes suivantes (1) :

« Nous avons eu occasion d'employer très-fréquemment les tables de Snellen pour l'acuité de la vision, et se serait faire preuve d'ingratitude que de ne pas reconnaître les services qu'elles nous ont rendus. Cependant, avec des malades dont nous déterminions tous les jours l'acuité de la vision pendant des semaines, nous nous sommes bientôt aperçu que l'éclairage exerce une influence considérable sur les résultats. Il s'agissait de strabiques dont l'acuité augmentait graduellement par suite d'exercices, et l'amélioration de la vue exerçait sur les déterminations une influence presque négligeable, à côté de celles des variations de l'éclairage d'un jour à l'autre. Aussi nous fallut-il établir nos échelles typographiques à l'extrémité d'un corridor et les éclairer au

(1) L. Wecker, Maladies des yeux, 1re édit., t. II, p. 600.

moyen d'un fort bec de gaz. Cette simple précaution rendit les observations comparables.

L'éclairage artificiel nous présente encore l'avantage d'être moins intense que celui dont usent généralement les oculistes. Il résulte de son emploi que les pupilles des malades se dilatent à peu près au maximun, si l'on a soin de s'arrêter une fois pour toutes, à un éclairage convenable. Nous attachons à ce point une importance capitale; en effet, il est bien connu que les appareils d'optique défectueux s'améliorent par l'usage de diaphragmes qui n'ont d'autre inconvénient que d'enlever de la lumière. Il en résulte que lorsque l'éclairage est très-intense, la pupille se resserrant, l'acuité des yeux amétropes augmente plus rapidement que celle des yeux emmétropes. Donc, pour que l'amétropie influe le plus possible sur l'acuité de la vision, il faut user d'un éclairage modéré. »

Les remarquables travaux d'Aubert et de Fœrster n'ayant eu pour objet qu'un côté de la question, nous avons entrepris de remplir cette lacune constatée encore par d'autres observateurs. A mesure que nous avancions dans cette voie inexplorée, d'autres questions se sont présentées à notre étude, telles que l'influence de l'éclairage sur la vision des myopes et des astigmates, la concordance des différentes échelles typographiques que nous avions à notre disposition. Mais ce qui nous manquait avant tout, c'était un procédé photométrique qui nous mît à l'abri des variations individuelles. Nous avons cherché la solution de toutes ces questions et nous en avons réservé d'autres pour des travaux ultérieurs. Cette première étude, nous ne nous le dissimulons pas, estbien incomplète; mais nous espérons qu'elle sera d'une certaine utilité tant par le déblaiement d'un terrain fécond que par les quelques résultats pratiques auxquels nous avons pu arriver.

Nous avons été puissamment secondé dans notre tâche par les affectueux conseils de M. Javal et par les renseignements utiles que nous ont fournis M. Giraud-Teulon et M. l'ingénieur Ellissen. Nous les prions de vouloir bien agréer l'expression de notre vive gratitude pour leur accueil bienveillant et pour l'empressement avec lequel ils nous ont offert leur concours.

Nous présentons aussi nos bien sincères remercîments à nos amis J. Haas, Vandamme et Lang qui ont bien voulu se soumettre à de longues et nombreuses expériences.

DE L'INFLUENCE

DE L'ÉCLAIRAGE

SUR

L'ACUITÉ VISUELLE

CHAPITRE PREMIER.

DE LA VISION DISTINCTE.

L'acte important de la vision, considéré dans son sens le plus restreint, a pour but de distinguer la lumière de l'obscurité, ce qui est une distinction simplement quantitative. Toute excitation de l'appareil nerveux visuel, que cette excitation soit mécanique ou physique, la pression, le pincement, l'électrisation du nerf optique, a pour résultat une sensation lumineuse. Chez les animaux inférieurs, dont l'appareil visuel est dans un état de simplicité extrême, il ne paraît pas se produire d'autre sensation visuelle. Le même fait se présente chez l'homme dans certains états pathologiques de l'œil. Il n'en est pas ainsi chez l'homme sain, qui non-seulement distingue la lumière des ténèbres, mais reconnaît, à l'aide de la sensation lumineuse, la présence des objets qui l'entourent, leur forme, leurs dimensions, leur distance, leur structure et leur couleur. Tous ces détails lui sont indiqués par la nature, la direction des rayons lumineux et par leurs différences d'intensité. Plus son œil est puissant, plus il a de facilité à distinguer toutes ces différences et c'est à l'aide de ces différences qu'il obtient la *vision nette* ou *distincte* des objets qui l'entourent.

Sans nous occuper ici à répéter toutes les explications qui ont été données au sujet des phénomènes visuels et principalement de la perspective, nous tenons seulement à établir que la *vision distincte* résulte de la perception des différences d'éclairage.

Parmi les objets qui se présentent à notre regard, les uns manifestent leur présence par les rayons lumineux qu'ils émettent et se font reconnaître de leur entourage par leur intensité ou par leur couleur; d'autres forment un contraste par leur absence de lumière au milieu de corps lumineux et dessinent sur la rétine une ombre qui les représente. Ces corps obscurs ne sont donc perçus que par un manque d'excitation et leurs contours ne sont dessinés que par la démarcation des rayons lumineux environnants. En un mot, ce que notre œil perçoit, c'est la lumière qui entoure l'objet et non l'objet lui même; celui-ci manifeste sa présence par une absence d'excitation. Enlevez la lumière qui éclairait l'entourage et tout se confondra. Puisque les objets obscurs dans un milieu éclairé sont vus comme les objets lumineux dans un milieu sombre, nous avons l'habitude de procéder de la même façon pour tracer leurs images rétiniennes. On peut considérer un objet comme formé d'un grand nombre de points dont les rayons (*obscurs* ou *lumineux*) forment autant de points correspondants sur la rétine. La perception de tous les points et la distinction de leur clarté, nous procurent l'image nette de l'objet. Mais ce n'est pas ainsi que les choses se passent en réalité; nos organes sont ainsi faits que chaque sensation se prolonge en durée et en espace. Sans nous arrêter ici aux phénomènes qui résultent de la durée des impressions visuelles, nous allons examiner ces impressions au point de vue de l'espace qu'elles occupent. Il résulte de cette imperfection de notre œil que deux images séparées, formées sur la rétine, peuvent se confondre dans le sensorium et ne donner qu'une impression unique qui, par conséquent, n'est pas nette. L'intervalle éclairé ou obscur qui les sépare devient invisible. Tout le monde sait qu'à certaines distances, des objets que nous pouvons distinguer nettement de plus près ou de plus loin, nous paraissent confus; ce fait tient uniquement à ce que les foyers de leurs rayons lumineux se forment en avant ou en arrière de la rétine ; cette membrane sensible est alors coupée par les faisceaux lumineux qui la rencontrent, suivant des cercles appelés cercles de diffusion, empiétant les uns sur les autres, au lieu de ne recevoir que des points séparés. Voilà donc un trouble de la vision produit par l'extension des impressions sur la rétine. Aussi Jurin (1) a-t-il posé comme loi que deux points pour être vus séparément doivent avoir une distance double du rayon de dissipation. Mais le déplacement du foyer n'est pas la seule cause de vision indistincte et deux points lumineux, ayant leur foyer sur la rétine, peuvent encore être confondus en un seul lorsque leur intervalle n'offre pas une certaine étendue. Dans ce cas, la plus grande partie des deux images tombe sur le même corpuscule rétinien qui donne au sensorium une impression unique. Ce phéno-

(1) Jurin, On distinct and indistinct vision *in* Smith's Optics, I, p. 236.

mène est analogue à celui qui se produit pour les nerfs du tact. En effet, pour sentir séparément sur la peau deux pointes d'un compas il faut que celles-ci présentent un intervalle plus ou moins grand suivant les individus ou les parties du corps que l'on examine. Plus la peau est sensible plus cet intervalle peut être petit; de même plus l'œil est sensible plus l'intervalle peut être faible entre deux points perçus séparément. La faculté plus ou moins grande de percevoir deux points séparés reçu le nom d'*acuité visuelle.*

CHAPITRE II.

DE L'ACUITÉ VISUELLE.

Nous venons de voir qu'il faut entendre sous cette dénomination d'acuité visuelle la faculté de distinguer isolément deux points lumineux; nous avons vu également que plus l'œil est sensible plus l'intervalle qui sépare ces points peut être petit. Il est donc logique de mesurer la sensibilité d'un œil par l'intervalle minimum qui permette à cet œil de reconnaître deux points séparés. Nous avons vu d'ailleurs, plus haut, que la vision des objets dépend uniquement de la distinction de leurs différents points; nous avons vu également que les points obscurs ne sont perçus qu'à cause des points lumineux qu'ils séparent. Ainsi donc, distinguer deux points l'un de l'autre voilà la base de la vision distincte. Mais deux points peuvent se distinguer l'un de l'autre par leur couleur, leur intensité lumineuse, et tout en ne présentant aucun intervalle, ils peuvent donner deux sensations différentes et isolées. Nous dirons plus, de même que nous n'avons pas de lumière blanche parfaite, il n'existe pas pour nous d'obscurité parfaite; par conséquent, la perception d'un intervalle n'est que la distinction de la différence d'éclairage qui existe entre deux objets et le milieu qui les sépare. C'est en augmentant la différence d'éclairage que le télescope nous fait voir des astres invisibles à l'œil nu et c'est en grandissant en même temps leur distance qu'il permet de distinguer deux étoiles qui se confondent en une seule. En partant de ces principes, nous pouvons dire qu'une excellente vue est celle qui permet de compter sept étoiles dans la constellation des pléiades. Cette mesure de l'acuité nous permet de supposer que l'acuité visuelle de l'homme n'a guère varié depuis des siècles; témoin ce vers : « Quæ septem dici, sex tamen esse solent » (1). Nous reviendrons plus loin sur cette question des différences de clarté, contentons-nous ici d'admettre que ces différences deviennent d'autant plus perceptibles que l'éclairage est plus intense.

CHAPITRE III.

LIMITES DE L'ACUITÉ VISUELLE.

Il est généralement admis aujourd'hui, que la vision distincte de deux points rapprochés dépend de la grandeur des éléments sensibles de la rétine. « La lumière qui atteint un seul élément sensible ne peut provoquer qu'une

(1) Ov. Fastes. IV, 169.

seule sensation lumineuse, dans laquelle il est impossible de distinguer si les différentes parties de cet élément sont éclairées différemment. On peut percevoir des points lumineux dont l'image rétinienne soit bien plus petite qu'un élément sensible de la rétine, à condition que la quantité de lumière que l'œil reçoit de ces points soit assez grande pour affecter sensiblement un élément rétinien. C'est ainsi que les étoiles fixes, par exemple, sont perçues par l'œil comme des objets très-lumineux, malgré la petitesse infinie de leur grandeur apparente. De même, on peut percevoir des objets obscurs sur fond clair, dont les images soient plus petites qu'un élément sensible de la rétine, à condition que la quantité de lumière qui arrive à cet élément soit diminuée d'une manière sensible par l'image obscure qui vient s'y former. *Si, par exemple avec l'éclairage employé, l'œil est capable de reconnaître des différences de $^1/_{50}$ dans l'intensité de la lumière, une image obscure dont la surface serait $^1/_{50}$ de celle d'un élément sensible, pourrait encore être aperçue. Il est évident, au contraire, qu'on ne peut reconnaître la présence de deux points lumineux séparés que si la distance de leurs images est plus grande que la largeur d'un élément rétinien.* Si cette distance était moindre, les deux images tomberaient nécessairement toujours sur un seul élément ou sur deux éléments voisins.

Dans le premier cas, les deux images ne provoqueraient qu'une sensation unique; dans le second, les éléments excités étant contigus, on ne pourrait pas distinguer si l'on a affaire à deux points lumineux ou bien à un seul, dont l'image se peindrait sur la ligne de contact de deux éléments. C'est seulement lorsque la distance des deux images lumineuses, ou au moins celle leurs centres, est supérieure à la largeur d'un élément sensible, que les deux images peuvent se former sur deux éléments différents, séparés l'un de l'autre par un troisième qui ne reçoit pas de lumière ou qui en reçoit moins que les deux autres » (1).

Nous avons copié cette page de l'illustre inventeur de l'ophthalmoscope, parce qu'elle nous explique en peu de mots tout ce qu'il faut entendre par l'*acuité visuelle* et qu'elle est la meilleure manière de la comprendre. Mais ce qui nous y engage surtout c'est que nous avons en même temps un point très-important à faire ressortir. En effet, en relisant avec attention les deux phrases que nous avons soulignées, nous y trouvons une apparente contradiction. L'auteur a bien soin de nous montrer qu'il n'existe pas de point minimum perceptible. Qu'un point soit lumineux ou obscur il sera toujours perçu lorsque son intensité lumineuse sera assez grande ou lorsque son obscurité sera assez forte pour affecter sensiblement un élément rétinien. Mais alors pourquoi deux points lumineux séparés auront-ils besoin d'affecter deux éléments différents pour être perçus isolés? L'intervalle qui les sépare est-il autre chose qu'un point obscur et celui-ci ne sera-t-il pas perçu lorsqu'il tranchera d'une manière suffisante sur la clarté environnante? Les deux points lumineux ne peuvent donc pas se confondre en un seul. Dirons-nous que ces deux points ne seront pas perçus du tout? Mais leur intensité peut être assez grande pour provoquer une sensation lumineuse et, comme d'un autre côté, le point obscur se trouve lui-même dans les conditions nécessaires pour être perçu, il n'y a pas de raison pour que l'un soit perçu plutôt que les autres. Ce qui se produit dans ce cas, c'est le phéno-

(1) Helmholtz. Optique physiologique, trad. française, p. 291.

mène de l'irradiation. Toutes les sensations qui occupent le même élément rétinien se mélangent et c'est le résultat de ce mélange qui parvient au sensorium. Si les deux points lumineux occupent chacun une portion d'un autre élément rétinien et l'affectent d'une manière sensible, ils seront perçus ainsi que leur intervalle obscur, chacune des trois sensations se répandra, pour ainsi dire, sur un élément entier. Nous devons donc ajouter aux conditions énoncées plus haut, la largeur des parties lumineuses séparées par la partie obscure. La condition de la vision distincte pour deux objets lumineux doit alors s'exprimer ainsi : *Deux objets lumineux sont perçus séparément, lorsque la moitié au moins de leurs images touche deux éléments rétiniens non contigus et que l'élément intermédiaire est sensiblement affecté par un intervalle obscur.*

C'est ce que notre auteur fait remarquer un peu plus loin (1).

« Si dans les observations de ce genre, on se sert de deux objets lumineux dont la largeur soit négligeable par rapport à leur distance, on reconnaît qu'il y en a deux alors seulement qu'entre les éléments rétiniens qui en reçoivent les images, il s'en trouve un qui n'est pas impressionné. Le diamètre d'un semblable élément doit donc nécessairement être moindre que la distance des deux images éclairées. Mais si la largeur des objets est égale à celle de la bande obscure qui les sépare, il n'est pas précisément nécessaire que les éléments de la rétine soient moins larges que l'image de la bande obscure. Un élément rétinien qui reçoit l'image de la bande obscure, et dont les bords empiètent en partie sur les bandes claires, perçoit

(1) L. C., p. 294.

cependant moins de lumière que les éléments voisins, pourvu qu'en somme il reçoive moins de lumière que ces éléments. Par conséquent, tout ce qu'on peut affirmer dans ces cas, c'est que les éléments rétiniens sont moins larges que la distance qui sépare les milieux des bandes claires. »

C'est à l'omission de cette condition importante que sont dues les divergences d'opinions des expérimentateurs comme nous allons le voir d'une manière rapide.

Les plus anciennes expériences connues sont celles de Hooke (1), qui appliqua immédiatement le vrai principe. Il trouva que deux étoiles dont la distance apparente est moindre que trente secondes sont toujours confondues en une seule; mais que rarement on distingue un intervalle de moins d'une minute. Cet intervalle s'accorde assez bien avec la largeur d'un cône rétinien qui paraît être la plus petite partie sensible de la rétine. Les observateurs qui suivirent s'attachèrent surtout à rechercher le plus petit point visible et ils trouvèrent des différences entre les points noirs et les blancs, entre les points et les raies. Nous nous bornerons à citer Hevelius, Smith, Jurin, Tobias Mayer, Courtivron, Muncke et Treviranus. Jurin, après avoir constaté ce fait que, pour distinguer l'intervalle de deux lignes il faut un angle visuel plus grand que pour distinguer chacune de ces lignes, crut devoir l'expliquer par un tremblement de l'œil qui amènerait les images à se superposer. Ainsi que Tobias Mayer, il reconnaît l'influence de l'éclairage dans cette expérience. Treviranus (2) distinguait à 48 lignes de distance un point noir de 0,00833 de ligne de diamètre sur fond blanc. Un élève de

(1) Posthumous works, 1705, p. 12, 97.

(2) Müller, Handbuch der Physiologie, II, 82.

Baer (1) reconnaissait à 28 lignes de distance un poil de $^{1}/_{60}$ de ligne, ce qui ferait une image rétinienne de 0,00000014 de ligne. Pour Hueck (2) la variété des résultats est encore plus prononcée. Les points noirs cessent d'être vus sous un angle de 20" ; les raies blanches sur fond noir, sous un angle de 2" et les points brillants, comme les étoiles, se voient à l'infini. L'intervalle de deux points exige un angle de 64". Cependant le même auteur reconnut un fil d'araignée sous un angle de 0,6" et un fil de fer brillant sous un angle de 0,2" (3).

En communiquant au congrès ophthalmologique de 1862 les principes de son échelle typographique, M. Giraud-Teulon a déjà fait ressortir cette différence entre les résultats des auteurs. Voici comment s'exprime l'illuster occuliste (2) :

« Cependant une grande indétermination règne encore à cet égard, puisque dans l'évaluation du degré élémentaire de la sensibilité de la rétine, le terme premier, la dimension minimum de l'image rétinienne nettement perceptible, varie chez les différents auteurs de un à dix ou à vingt.

« Avant d'aller plus loin, nous avons donc voulu nous édifier sur les procédés de mensuration qui avaient pu conduire à des résultats si différents, et nous avons reconnu où se cachait la cause qui avait amené tant de divergences entre les auteurs. Nous en avons trouvé deux au lieu d'une.

« Dans notre premier paragraphe nous montrons d'abord que, dans ces recherches, les auteurs sont partis de deux points de vue très-différents.

(1) Ibid.

(2) Müller's Archiv, p. 82, 1840.

(3) Congrès international d'ophthalmologie de 1862, compte-rendu. Paris, 1863, p. 97.

« Les uns ont pris pour base de leurs évalutions numériques, le calcul de l'angle visuel sous-tendu par le plus petit objet *isolé* visible à une distance donnée.

« Les autres ont, au contraire, établi leurs recherches sur la considération de deux objets très-déliés, séparés par un intervalle du même ordre de grandeur qu'eux-mêmes ; et pour eux, l'angle visuel minimum a été celui sous-tendu par l'objet visé au moment même où il cesse d'être distingué de son voisin. On ne voit pas nettement, au premier coup d'œil, quelle différence si considérable sépare l'un de l'autre les deux procédés. Dans l'un des cas, en effet, on fonde la mesure sur la considération d'un espace clair entre deux corps obscurs qui le limitent ; dans l'autre, l'objet visé est un corps obscur qui se détache sur un fond clair.

« Dans notre § 2, nous faisons voir qu'il y a bien réellement une différence notable entre les deux procédés, différence qui rend parfaitement compte des résultats obtenus. Lorsque l'on vise deux objets très-déliés, séparés l'un de l'autre par un intervalle clair égal à leur commune épaisseur, et qu'on s'éloigne d'eux jusqu'à ce qu'ils deviennent confus, on peut assurer qu'au moment qui a précédé immédiatement la confusion des deux objets, chacun d'eux et leur intervalle clair couvraient séparément un élément rétinien distinct et le couvraient tout entier...

« Nous montrons, dans le § 3, l'étendue de ces différences qui vont de 0,003 à 0,00013. »

Ainsi donc, nous trouvons d'un côté une concordance très-remarquable entre les résultats, lorsqu'il s'agit de l'angle minimum sous lequel on peut distinguer l'intervalle de deux points ou de deux objets infiniment petits de l'autre côté, nous observons une divergence non moins remarquable lorsqu'il s'agit de reconnaître un point ou une ligne sur un fond étendu, ou, pour parler plus correctement, l'intervalle de deux objets d'une grandeur appréciable. Un point mathématique ne pouvant pas affecter simultanément deux éléments rétiniens, il faut pour que deux points semblables, quelle que soit leur intensité lumineuse, puissent être distingués séparément, que leur intervalle occupe un élément rétinien complet. Mais, en définitive, la condition ne se rapporte pas à l'intervalle, puisque toute impression, tombant sur un point quelconque d'un élément rétinien, le couvre tout entier. Il faut que les deux objets séparés par cet intervalle affectent deux éléments rétiniens autres que celui sur lequel tombe l'image de cet intervalle ; il faut de plus que « le contraste soit assez fort pour être perçu entre l'impression reçue par l'élément moyen et celle des deux éléments qui le touchent de part et d'autre. » Nous avons, en effet, établi plus haut, que les objets ne sont distingués que par contraste. C'est pour cette raison que nous ne remarquons pas un carreau de vitre homogène, placé de façon à ne pas réfléchir de lumière. La différence entre la clarté du milieu et celle qui traverse le carreau transparent n'est pas assez sensible dans cette circonstance.

Dans le cas qui nous occupe, la différence d'intensité perçue par l'œil ne dépend pas uniquement de celle qui existe entre l'intervalle et les deux objets qu'il sépare. En supposant cet intervalle égal à un centième d'élément rétinien, son image se répandant sur l'élément entier, lui donne une impression cent fois plus faible que son intensité réelle. Cette impression elle-même est encore affaiblie par les portions des deux objets contrastants dont l'image s'étend aussi sur le même élément entier. Il faut donc que la différence de clarté qui existe entre les deux objets et l'intervalle qui les sépare soit assez forte pour qu'affaibli par toutes ces causes, le contraste de l'intervalle soit encore perceptible. Comme, d'après ce que nous verrons plus loin, les mensurations de l'acuité visuelle se font avec des lignes et des points d'une dimension appréciable, et dont l'intensité dépend de l'éclairage employé, les résultats de ces mensurations doivent donc dépendre de cet éclairage.

Puisque l'acuité visuelle dépend de la perception des différences d'intensité, il se présente à notre étude une première question : Y a-t-il un minimum absolu pour les différences de clarté perceptibles ? En d'autres termes : Peut-on déterminer d'une manière absolue la différence de clarté qui cesse d'être perçue ? Cette question a occupé des physiologistes éminents, et nous allons donner les résultats de leurs recherches dans le chapitre suivant.

CHAPITRE IV.

PERCEPTION DES DIFFÉRENCES D'ÉCLAIRAGE.

Fechner (1) a établi, pour toutes les sensations, une loi générale, qu'il nomme la *loi psychophysique ;* d'après cette loi, nos organes sensitifs sont incapables de percevoir des différences inférieures à un rapport qu'il considère comme *constant*, quelle que soit la valeur absolue

(1) Fechner. Elemente der Psychophysik, 1860.

des intensités. Pour la lumière, voici comment il démontre ce fait : 1° Un nuage que l'œil nu peut à peine distinguer, reste encore tout aussi perceptible lorsqu'on met devant l'œil un verre cendré qui absorbe les $^2/_3$, ou même les $^6/_7$ de la clarté. Or, dans ce cas, la faible différence de clarté qui existait entre le nuage et le ciel, est réduite au $^1/_3$ ou au $^1/_7$ de sa valeur primitive ; mais le rapport des deux intensités lumineuses est resté le même. Si, au contraire, on fait diminuer le rapport *d*, tout en augmentant la valeur absolue de la différence, celle-ci devient moins perceptible. A l'appui de cette opinion, il cite une expérience de Bouguer (1) d'après laquelle le plus faible rapport perceptible serait de $^1/_{64}$. Arago (2) et Volkmann (3) ont trouvé : le premier, $^1/_{54}$, et le second, $^1/_{100}$ en suivant le même procédé. D'autres observateurs ont trouvé $^1/_{38}$, $^1/_{120}$, $^1/_{39}$, $^1/_{57}$, $^1/_{71}$. Malgré ces divergences dans les résultats, Fechner considère sa loi comme applicable dans des limites assez étendues. On pourrait, en effet, attribuer les différentes valeurs constatées pour la constante *d*, aux variations individuelles de la faculté de perception. Mais Aubert (4) a démontré d'une manière indiscutable que *d* n'est nullement constante pour le même individu. Voici les conclusions de cet expérimentateur :

1° Il n'existe pas de valeur constante pour la perception des différences. La loi psychophysique de Fechner n'est donc pas exacte pour la lumière ;

2° Les résultats de Bouguer, Arago, Steinheil, Masson

(1) Bouguer. Traité d'optique sur la gradation de la lumière ; édition Lacaille, 1760.

(2) Arago. Astronomie, I, p. 194.

(3) Cité par Fechner.

(4) Aubert. Physiologie de la rétine. Berlin, 1865.

et Volkmann paraissent avoir été obtenus avec des éclairages différents;

3° La perception des rapports d'intensité augmente avec la clarté absolue, et atteint un maximum qu'elle ne dépasse pas;

4° A partir de ce maximum, la faculté de distinguer les différences, diminue de nouveau, malgré l'augmentation de l'éclairage.

Ces résultats sont évidemment applicables à la distinction du blanc et du noir dont les différentes variétés *réfléchissent* des fractions constantes de la lumière qu'ils reçoivent. Ainsi, d'après Unger (1), la clarté du blanc le plus parfait est à peine cent fois plus intense que celle du noir le plus sombre. Déjà le Talmud (2) prescrit un éclairage déterminé dans des circonstances où il s'agissait de reconnaître différentes variétés de blanc. Il serait intéressant de rechercher l'influence de l'éclairage sur la distinction de toutes les couleurs, mais cette question nous entraînerait trop loin de notre sujet principal. Nous savons maintenant que l'acuité visuelle dépend de la distinction des rapports d'intensité; nous savons également que cette distinction dépend de la clarté absolue. Voyons à présent quelle est la marche que suit l'acuité visuelle avec l'augmentation de l'éclairage. Avant d'exposer les résultats de nos expériences, il est utile de faire connaître les procédés employés pour mesurer la lumière, ainsi que pour mesurer l'acuité visuelle.

(1) Die bildende kunst. Gœttingen, 1858, p. 176.
(2) Voyez pour plus de détails le Traité Negaïm, chap. 2.

CHAPITRE V.

PROCÉDÉS PHOTOMÉTRIQUES.

Le point de départ de toute mensuration, c'est la détermination d'une unité invariable et facile à reproduire. Rien de pareil n'existe pour la lumière. Les astres qui nous éclairent présentent des variations d'intensité trop nombreuses pour pouvoir nous servir de base. Prendra-t-on comme unité la clarté du jour naissant? Mais l'apparition du jour se fait d'une manière insensible, et il est presque impossible de fixer le moment où finit l'aurore et où commence le jour. Déjà les talmudistes (1) ont essayé de déterminer d'une manièré précise la clarté du jour naissant. A cet effet, ils ont essayé d'utiliser différentes influences de la clarté sur les perceptions visuelles. L'un s'appuie sur la distinction des couleurs et fixe le début du jour au moment où l'on peut reconnaître une différence entre le blanc et la nuance bleue *tekheleth* (2). Un second prend pour base la distinction des nuances rapprochées, et attribue au jour naissant la clarté nécessaire pour reconnaître une différence entre le tekheleth et le vert-poireau. D'après une troisième opinion, il faut pouvoir distinguer entre un chien et un loup ; un autre exige que l'on reconnaisse un ami à la distance de quatre coudées.

(1) Berachoth, I, Mischna, II.

(2) Le *tekheleth* que l'on traduit ordinairement par *bleu d'azur* n'est plus exactement connu. Tout ce qu'on en sait, c'est que cette nuance était produite sur la laine par le sang d'un animal aquatique appelé *chalazon* et, d'après la majorité des commentateurs, elle se rapproche du vert. Pour le savant Raschi, ce bleu serait analogue aux taches que présente souvent le poireau.

Il résulte de ce passage d'un livre bien ancien, que l'on ne peut pas assigner de limite fixe à la clarté du jour, et, ce qui est très-important, que la clarté influe sur toutes les manifestations de la vision : couleurs, formes, dimensions. Aubert a proposé de prendre pour unité de lumière l'incandescence d'un métal, tel que le platine, le fer, le zinc, etc. Mais, outre que ces métaux ont des degrés d'incandescence variables, ces degrés ne peuvent pas facilement être déterminés. En effet, la température, seule indication précise, ne peut plus être nettement constatée à ces degrés de chaleur ; c'est ce que l'on voit d'ailleurs par les dénominations de rouge cerise, rouge blanc, etc., données à ces températures.

Peut-être l'hydrogène pur et sec, à une pression déterminée, pourrait-il fournir une unité de lumière convenable. Nous faisons cette proposition sous toutes réserves, en laissant aux physiciens le soin de la contrôler.

Les types qui servent aujourd'hui d'unités de lumière sont : 1° la lampe Carcel type; 2° le bec de gaz Bengel; 3° la bougie de l'Étoile (cinq à la livre); la bougie de paraffine anglaise (six à la livre).

La lampe Carcel type est soumise à des conditions nombreuses, qui, d'un moment à l'autre, pourraient la faire abandonner : d'abord, elle doit être fournie par un fabricant déterminé, ainsi que la mèche, l'huile et le verre; circonstance bien extraordinaire pour une base de mensuration ! En outre, toutes les parties constituantes de la lampe doivent répondre à une foule d'indications qu'il n'est pas facile de reproduire à volonté. En voici la liste :

Diamètre extérieur du bec........	23mm	5
Diamètre intérieur (courant d'air)...	17	0
Diamètre du courant d'air ext.......	45	5
Hauteur totale du verre...........	290	0
Distance du coude à la base.........	61	0
Diamètre extér. au niveau du coude..	47	0
Diam. ext. au haut de la cheminée...	34	0
Epaisseur moyenne du verre........	2	0

Mèche moyenne; tresse composée de 75 brins. Le décimètre de longueur pèse 3 gr. 6. Elle doit être conservée dans un endroit sec ou sous l'influence de la chaux vive. Huile de colza épurée.

La lampe doit brûler 42 grammes d'huile par heure; la mèche doit être élevée de 10mm, et le coude du verre à 7mm au-dessous du niveau de la mèche.

Le bec de gaz adopté comme type est également sujet à une foule de conditions auxquelles la variation des qualités du gaz peut enlever toute valeur. Voici ce qu'on exige du bec Bengel type :

Hauteur totale du bec..........................	80mm.	
Distance de la naissance de la galerie au sommet du bec..........................	31	
Hauteur de la partie cylindrique du bec.......	46	
Diamètre extérieur du cylindre en porcelaine..	22	5
Diamètre au courant d'air int................	9	
Diamètre du cercle sur lequel sont percés les trous..............................	16	5
Diamètre moyen des trous..................	0	6
Hauteur du verre..........................	200	
Epaisseur du verre........................	3	
Diamètre extérieur du verre, en haut........	52	
— en bas..........	49	
Nombre de trous percés dans le panier...	109	
Diamètre des trous du panier...........	3	

De plus, la consommation doit être de 140 litres par heure, à la pression de 2 à 3mm d'eau.

Voilà les deux types les plus usités; et cependant, parmi toutes ces conditions auxquelles ils sont soumis, il y en a très-peu dont l'influence sur l'éclairage puisse être calculée d'une manière précise.

A défaut d'unité naturelle, nous avons préféré la bougie, et nos essais sur la bougie anglaise (1) nous ont démontré qu'elle est très-peu sujette à varier. Ainsi donc, notre unité d'intensité lumineuse nous est fournie par la bougie anglaise placée à 1 mètre de distance de l'objet. Restaient à faire les mensurations pour comparer à cette unité les autres éclairages employés.

La photométrie a pour but de déterminer le rapport qui existe entre l'intensité d'une lumière quelconque et celle d'une autre prise comme unité. Les appareils dont on se sert à cet effet ont reçu le nom de photomètres.

« On procède en général de la manière suivante : lorsqu'il s'agit de déterminer le rapport de deux intensités A et B, on diminue la plus grande, soit B, d'après une méthode qui permette de déterminer dans quelle proportion il faut la diminuer pour la rendre égale à A. Supposons qu'étant diminuée, l'intensité B devienne n B, n étant une fraction véritable, de valeur connue, on a :

$$A = nB$$

et le rapport entre A et B se trouve ainsi déterminé. Ce qui distingue d'abord les différentes méthodes photométriques, c'est qu'elles emploient des moyens différents pour affaiblir, dans un rapport connu, la plus forte des deux lumières. Sous ce rapport, le choix de la méthode à

(1) M. Ellissen a eu la complaisance de nous faire parvenir les échantillons de bougie type anglaise, qui nous ont servi à faire nos mensurations photométriques.

employer dépendra surtout de la nature de la question. En second lieu, elles se distinguent par le mode suivant lequel les deux intensités à comparer sont présentées à l'œil de l'observateur ; et, sous ce rapport, il faut remarquer que l'œil compare avec plus de précision les intensités de deux surfaces, lorsque celles-ci sont en contact immédiat, et que leur ligne de séparation n'est marquée que par les différences des intensités. La sensibilité paraît encore augmenter lorsque les deux surfaces ne sont pas séparées par une simple ligne droite, mais que l'une forme dans l'autre un dessin un peu compliqué (anneaux, lettres, etc.), avec plusieurs alternatives de clair et d'obscur. Enfin, les surfaces à comparer doivent avoir une certaine étendue qui ne soit pas trop petite.

Il est naturellement beaucoup plus désavantageux de se servir d'une méthode d'après laquelle on mesure l'intensité en question en affaiblissant, par n'importe quel moyen, son action sur l'œil, jusqu'à ce qu'elle devienne nulle ; les limites de la sensibilité de l'œil ne sont évidemment ni assez déterminées, ni assez constantes pour qu'on puisse les faire servir à des mensurations. Le même œil distingue, suivant les circonstances (intensité d'éclairage, mouvement, etc.), tantôt une différence de $^1/_{60}$, tantôt une différence de $^1/_{120}$ de l'intensité lumineuse. En prenant pour mesure la sensibilité de l'œil, on s'exposerait donc, dans des cas semblables, à regarder comme égales des quantités de lumière qui diffèrent du simple au double, ou peut-être davantage encore.

Bouguer (1) éclairait deux surfaces blanches avec les deux lumières qu'il voulait comparer, et se plaçait de

(1) Essai d'optique, 1729, in-12. — Traité d'optique sur la gradation de la lumière. Paris, 1760. Trad. latine. Vienne, 1762

manière à voir en perspective l'une à côté de l'autre; puis il changeait la distance qui séparait l'une des surfaces de la lumière correspondante, jusqu'à ce que l'éclairage fût égal. Lambert, qui, dans sa célèbre *Photometria* (1), a exposé, avec une perspicacité et un talent d'invention admirables, le premier système complet de photométrie théorique, a suivi, entre autres procédés appropriés à des buts spéciaux, celui qui consiste à éclairer par deux lumières une surface blanche précédée d'une baguette opaque qui y projette deux ombres, et à faire varier la distance de l'une des lumières jusqu'à ce que les deux ombres soient également éclairées. Rumford (2) a suivi le même procédé, et c'est sous le nom de photomètre de Rumford que l'on connaît l'appareil nécessaire à cet effet. Pour rendre plus commode la position de l'observateur, Potter (3) remplaça les deux surfaces opaques par des surfaces transparentes, et Ritchie (4) ajouta deux miroirs inclinés à 45°, qui envoient la lumière sur ces deux surfaces, ce qui permet de placer les deux sources lumineuses de part et d'autre de l'instrument. J. Herschel (5) fit ressortir que le photomètre de Ritchie remplit la condition de contact immédiat entre les deux surfaces à comparer, ce qui augmente l'exactitude. Du reste, il y a dans ces dispositions deux obstacles à l'application de la loi d'après laquelle l'éclairage est inversement proportionnel au carré des distances. D'abord cette loi suppose la source lumineuse infiniment

(1) Photometria sive de mensura et gradibus luminis, colorum et umbræ. Augustæ Vindelicorum, 1760.

(2) Philosoph. Trans., LXXXIV, 67.

(3) Edinb. Journ. of science, new ser., III, 284.

(4) Annals of philosophy, ser. III, vol. I, 174.

(5) On Light, p. 29.

petite par rapport à la distance qui la sépare de la surface éclairée, ce qui n'est pas réalisé lorsqu'on a besoin de grandes intensités, et qu'il faut beaucoup rapprocher la lumière. En second lieu, et surtout lorsque la lumière est très-éloignée, il ne doit y avoir au fond de la pièce aucun objet sensiblement éclairé, condition toujours difficile à remplir lorsqu'on fait l'expérience dans une chambre. Pernot (1) a modifié le procédé de Potter en éclairant les deux surfaces transparentes par une troisième lumière placée du côté opposé, et qu'il rapproche peu à peu. Si ces deux surfaces sont de même intensité, leur éclairage par transparence disparaît en même temps. Dans le photomètre de Bunsen on éclaire, en avant et en arrière, une feuille de papier, dont une partie est imbibée de stéarine. Si la lumière, vue par transparence, est faible, la tache de stéarine paraît foncée; elle est claire si cette lumière est trop intense. De Maistre (2) s'est servi de l'absorption pour affaiblir les rayons lumineux : il juxtaposait un prisme de verre bleu et un prisme de verre blanc, de telle sorte que les surfaces extérieures étaient parallèles, et que la lumière les traversait sans réfraction, mais avec différents degrés d'absorption dans les différentes parties du prisme double. Quetelet (3) se servit de même de deux prismes de verre bleu, qui, déplacés mutuellement, formaient une lame à plans parallèles, d'épaisseur variable. Mais les lames de verre bleu employées dans ces procédés, modifient la couleur de la lumière transmise, et nous avons déjà

(1) Dingler's polyt. Journ., CXIX, 155. — Moniteur industr., 1850, no 1509.

(2) Bibl. univers. de Genève, LI, 323. — Pogg. Ann. XXIX, 187.

(3) Bibl. univers. de Genève, LII, 212. — Pogg. Ann. XXIX, 187-189.

mentionné plus haut qu'on ne peut pas établir une comparaison exacte entre des lumières de différentes couleurs. Citons enfin deux instruments encore plus inexacts, au moyen desquels on doit, non pas comparer deux lumières différentes, mais déterminer des intensités lumineuses absolues, par ce fait qu'elles disparaissent complétement pour une grandeur déterminée de l'absorption. L'un de ces instruments a été proposé par Lampadius (1). On regarde l'objet éclairé à travers des lamelles de corne, dont on augmente successivement le nombre jusqu'à ce que l'objet disparaisse. De Limencey et Secrétan (2) remplacèrent les lamelles de corne par des disques à papier. L'autre instrument est le lamprotomètre proposé par un anonyme (3), pour mesurer la clarté du jour. On détermine le degré de saturation qu'il faut donner à de la teinture de tournesol, dont on remplit un verre, pour qu'un fil de platine, éclairé par la lumière du jour, cesse d'être visible. La sensibilité de l'œil pour la lumière est trop indéterminée pour que ces mensurations n'entraînent pas des erreurs du triple au moins de la grandeur à mesurer. Le même principe a donné lieu à un photomètre d'Albert (4), et à un autre, de Pitter (5).

C'est suivant deux autres voies que se développèrent peu à peu les méthodes plus complètes qui sont usitées aujourd'hui. L'un de ces procédés a pour but de déterminer l'intensité des étoiles. J. Herschel affaiblit la

(1) Gehler's Warterbuch, 2 Auflage, VII, 482.

(2) Cosmos, VIII, 174. — Polyt. centralblatt, 1856, p. 570. — Dintler's polyt. Journ., CXLI, 73.

(3) Pogg. Ann., XXIV, 490.

(4) Dingler's polyt. Journ., C, 20; CI, 342.

(5) Mechanics Magazine, XLVI, 291.

lumière de l'étoile la plus brillante en diminuant par un diaphragme l'ouverture de la lunette dirigée vers cette étoile. Le même principe sert de base à l'astromètre de A. de Humboldt. Cet instrument est un sextant à miroir, qui ne présente rien de particulier. La lunette de l'instrument est dirigée, comme on sait, vers un miroir dont l'une des moitiés est étamée, et l'on voit l'une des étoiles par la portion non étamée et l'autre au moyen de la portion étamée et d'un second miroir. En déplaçant la lunette perpendiculairement à la ligne de séparation entre la partie étamée et la partie non étamée, on peut recevoir plus de rayons de l'une ou de l'autre étoile, et l'on peut ainsi à volonté rendre égales ou différentes les images de deux étoiles ou les deux images d'une même étoile et comparer leurs intensités lumineuses. Le procédé de Humboldt présente cet avantage que les deux étoiles qu'on veut comparer apparaissent tout près l'une de l'autre dans le champ de la même lunette, mais la comparaison de petits points lumineux aussi intenses est plus difficile que celle des surfaces éclairées. L'objectif photomètre de Steinheil (1) ne présente pas cet inconvénient. C'est une lunette astronomique dont l'objectif est scié en deux. Devant chaque moitié de l'objectif se trouve, au lieu de miroir, un prisme rectangulaire de verre. Le tout est disposé de telle sorte que chaque moitié de l'objectif fait voir l'une des étoiles qu'on veut comparer. Puis on éloigne, indépendamment l'une de l'autre les deux moitiés de l'objectif, de sorte qu'il ne se produit plus d'images nettes, mais des images de diffusion des deux étoiles, les-

(1) Pogg. Ann., XXXIV, 646. — Denkschriften der Münchner Akad. Math.-phys. Klasse, II, 1836. — Méthode analogue de Johnson, Cosmos, III 301-305.

quelles deviennent d'autant moins intenses qu'on les rend plus grandes, c'est-à-dire qu'on écarte davantage la moitié correspondante de l'objectif. Chacune de ces moitiés es pourvue d'un diaphragme rectangulaire qu'on peut remplacer par d'autres de grandeurs différentes. Quand l'appareil est mis au point convenable, les deux images des étoiles présentent la forme de deux rectangles à peu près de même grandeur et d'égale intensité, très-voisins l'un de l'autre, c'est-à-dire dans les conditions les plus favorables pour distinguer de petites différences d'intensité. Cet instrument a permis d'exécuter les premières mensurations exactes de la lumière des étoiles fixes et des planètes. — Schwerd (1) a appliqué au contraire la diffraction qui se produit dans un étroit diaphragme circulaire, pour donner lieu à des surfaces éclairées. Pour les recherches physiques où il s'agit de déterminer la quantité de lumière qui se perd par réfraction, réflexions et autres circonstances, on a obtenu de bons résultats en affaiblissant la lumière la plus forte par réfraction et par réflexion sur des lames de verre non étamées. Brewster (2) et Quetelet (3) ont appliqué des réflexions multiples à peu près normales, pour comparer de la lumière intense avec de la lumière faible ; c'est ainsi que 28 ou 29 de ces réflexions éteignent la lumière solaire. Duwe (4) a employé de même la réflexion sur des lames de verre noir analogues à celles des appareils de polarisation. Potter (5) a fait usage de la variation de la réflexion avec l'angle

(1) Bericht über die Naturforscherversammlung. 1858.

(2) Edinburgh Transactions, 1815.

(3) Bibl. univers. de Genève, LII, 212. Pogg. Ann., XXIX, 187-189.

(4) Pogg. Ann., XXIX, 190, Anmerk.

(5) Edinburgh Journal of Science, new ser., IV, 50, 320. — Pogg., Ann., XXIX, 487.

d'incidence. Il prend pour source lumineuse un écran blanc de forme demi-cylindrique, qu'il faut supposer éclairé uniformément, condition qui paraît difficile à réaliser. C'est dans le photomètre d'Arago que ce principe a reçu sa plus habile application, et c'est ainsi qu'on a pu l'utiliser pour mesurer très-exactement les intensités lumineuses (1). La source lumineuse de ce photomètre est un écran de papier blanc et transparent qui est placé verticalement devant la fenêtre ; il doit être éclairé uniformément dans toutes ses parties, ce qu'on peut vérifier, du reste, par l'instrument lui-même. On dispose, de plus, perpendiculairement à l'écran et à l'horizon, une lame de verre à plans parallèles, munie à son milieu inférieur d'un axe autour duquel peut tourner un tube mobile dans un plan horizontal. A droite et à gauche de la lame, entre elle et l'écran, se trouvent à des hauteurs un peu différentes, des bâtons noirs horizontaux, dans des positions convenables pour que ceux vus à travers la lame viennent se peindre au contact de ceux vus par réflexion.

A l'endroit où apparaît le bâton noir réfléchi, l'observateur ne voit que la lumière transmise par l'écran blanc ; là où se voit le bâton par transparence, l'observateur reçoit la lumière réfléchie de l'écran blanc. On dispose le tube de manière que les deux bandes noires paraissent également éclairées, et l'on mesure au moyen d'une graduation disposée à cet effet, l'angle que fait le tube avec la lame de verre. On peut soumettre la lumière incidente ou réfléchie à toutes sortes d'autres influences, et l'on obtient, en général, à chaque fois, un autre angle sous lequel les deux images présentent la même inten-

(1) Œuvres de Fr. Arago, X, 184-221.

sité. Pour pouvoir déduire de cet angle l'affaiblissement que subit la lumière, il faut d'abord déterminer d'une manière empirique le rapport des quantités de lumière réfléchie et transmise sous les différents angles d'incidence; à cet effet, Arago a proposé un procédé spécial qui repose sur ce fait que les deux faisceaux lumineux transmis par un cristal biréfringent ont ensemble la même intensité que le rayon non divisé, et sont égaux entre eux. En divisant en deux ou en quatre, par double réfraction. l'un des deux faisceaux, il peut déterminer les positions où la lumière transmise est le quart, la moitié, le double, le quadruple de la lumière réfléchie, et enfin déterminer par interpolation les rapports relatifs aux angles intermédiaires.

Arago avait encore proposé, pour affaiblir la lumière, d'utiliser la polarisation dans les cristaux biréfringants. Si l'on fait pénétrer de la lumière complètement polarisée et de l'intensité I dans un semblable cristal et que le plan de polarisation de la lumière forme un angle φ avec la section principale correspondante du cristal, on obtient, par la double réfraction, deux faisceaux dont les intensités respectives sont $I \cos^2 \varphi$ et $I \sin^2 \varphi$. Si l'on peut mesurer l'angle φ, on en déduit immédiatement le rapport des intensités des faisceaux réfractés. — Les prismes de Nicol éliminent tout à fait l'un des faisceaux et ne laissent persister que le second. C'est sur cette propriété que repose le photomètre de F. Bernard (1). Les deux rayons que l'on veut comparer sont dirigés parallèlement, chacun par deux prismes de Nicol qui peuvent tourner ; puis, par réflexion totale dans

(1) Annales de chimie, 3, XXXV, 385-436. — Cosmos, II, 490-497, 636-659. — Comptes-rendus, XXXVI, 728-731.

un prisme à 45 degrés, on les fait arriver en contact immédiat dans l'œil de l'observateur, qui cherche à les rendre égaux en faisant varier l'angle que forment les sections principales des deux prismes de Nicol qui donnent passage au rayon le plus intense. Si la lumière qu'on veut comparer provient de la même source, on peut laisser de côté les deux prismes de Nicol et les remplacer par un prisme biréfringent qui divise la lumière de la source en deux moitiés égales différemment polarisées. — Le photomètre de Beer (1) est à peu près le même en principe. Les deux faisceaux lumineux viennent horizontalement de droite et de gauche, dans l'instrument, traversent un prisme de Nicol, sont rendus verticaux par un double miroir en acier dont les deux surfaces réfléchissantes sont inclinées de 45 degrés sur l'horizon et arrivent à l'œil de l'observateur en traversant un troisième prisme de Nicol. L'observateur voit devant lui un champ circulaire dont les deux moitiés droite et gauche répondent aux deux surfaces réfléchissantes du double miroir, et il peut, par la rotation du Nicol, rendre les deux champs également éclairés. Le photomètre de Zœllner (2) est analogue aux précédents.

Babinet (3) a employé, pour comparer les intensités de deux faisceaux de lumière polarisée, un moyen qui facilite considérablement cette opération. Son photomètre a été construit pour la comparaison des flammes de gaz. Un tube se divise en deux branches : l'une est droite et l'autre forme un angle de 70 degrés avec la première. Toutes deux sont fermées par des morceaux de verre dé-

(1) Pogg. Ann., LXXXVI, 78-88.
(2) Photometrische Untersuchungen (Dissertat.), Basel. 1859.
(3) Comptes-rendus, XXXVII, 774.

poli. Le tube contient, au sommet de l'angle, une pile de glaces située suivant la bissectrice de cet angle. Si l'on place des sources lumineuses devant les deux extrémités du tube, la lumière de l'une des sources arrive dans la partie commune du tube, après avoir traversé la pile de glaces et s'être polarisée perpendiculairement au plan d'incidence, et celle de l'autre source, après réflexion et polarisation dans le plan d'incidence. La partie commune du tube est fermée par un polariscope de Soleil. Tant que les deux quantités de lumière polarisées à angles droits ont des intensités différentes, on voit quatre demi-cercles teintés de couleurs complémentaires. Les couleurs disparaissent lorsqu'on aura rendu égales les deux quantités de lumière en modifiant la distance des flammes. Ainsi, dans cet instrument, la comparaison des intensités lumineuses est réduite, pour l'œil, à la comparaison des couleurs de deux surfaces voisines.

En principe, le photomètre de Wild (1), fondé sur une idée de Neumann, est peu différent; mais cet appareil paraît atteindre le plus haut degré de sensibilité, grâce à une modification de la partie physiologique. Les deux rayons à comparer tombent parallèlement dans l'instrument et sont amenés finalement à coïncider : le premier est d'abord réfléchi par une lame de verre A, sous l'angle de polarisation, puis par une pile de glaces B, parallèle à la première, ce qui le polarise complètement; l'autre traverse la pile B. Cependant avant d'arriver sous l'angle de polarisation, à cette pile B, le second rayon a déjà traversé une pile semblable C. La pile C peut tourner autour d'un axe, de sorte que le rayon peut la traverser sous des angles différents, qu'on peut exactement

(1) Pogg. Ann., XCIX, 235.

mesurer, cequi modifie la quantité de lumière transmise, ainsi que sa polarisation. Du reste, la pile C est divisée de telle sorte que la polarisation qu'y éprouve le rayon est opposée à celle que lui donnerait la pile B. Si l'on fait passer le second rayon normalement à travers C, il arrive sans polarisation en B, où il est polarisé en sens opposé, du premier rayon réfléchi, avec lequel il se réunit pour continuer son trajet. Si l'on incline de plus en plus la pile C, la quantité de lumière polarisée diminue de plus en plus dans le second rayon, et cela dans un rapport que l'on peut calculer après avoir mesuré l'angle d'incidence. Ainsi au premier rayon qui est complètement polarisé, vient se mêler une quantité variable de lumière du second rayon, qui est en partie polarisée en sens contraire et en partie naturelle. Cette lumière mélangée traverse enfin une lame de spath d'Islande, taillée perpendiculairement à l'axe, et une tourmaline. Si la quantité de lumière polarisée est la même dans les deux rayons, l'observateur ne voit pas trace de la croix et des anneaux dans la lame de spath, mais cette croix apparaît aussitôt que les quantités de lumière polarisée cessent d'être égales dans les deux rayons. La sensibilité de l'œil pour reconnaître la figure de polarisation dans le cristal, se trouve être extrêmement grande, de telle sorte qu'en répétant l'expérience à plusieurs reprises, on ne trouva qu'une différence de $^1/_{200}$ dans le rapport des intensités. Wild (1) a atteint une exactitude encore plus grande dans son nouveau photomètre, où il a remplacé les lames de verre polarisantes par des cristaux biréfringents et le polariscope, par deux lames croisées de quartz taillées sous un angle de 45° avec l'axe. Les rayons à comparer sont rendus paral-

(1) Mitth., der Bernischen naturf. Ges., 1859, n° 427-429.

lèles par des lentilles. Ces lames produisent un système de frange rectilignes, et, pour une mise au point convenable de l'appareil, une seule bande est effacée, tandis que, des deux côtés, les couleurs sont complémentaires. L'observateur peut placer très-exactement le réticule au milieu de la frange effacée. D'après Wild, l'erreur commise dans chaque observation n'atteint que de 0,001 à 0,002 de l'intensité lumineuse.

Talbot (1) a employé pour affaiblir la lumière, un disque rotatif avec des secteurs alternativement noirs et transparents; ce moyen a aussi été appliqué par Babinet et Secchi (2) à la mesure de l'intensité des étoiles. Pouillet (3) a proposé l'emploi d'images daguerriennes pour faciliter la partie physiologique des méthodes photométriques. Pour voir une semblable image positivement, il faut l'éclairer latéralement; l'observateur doit se placer de manière que la plaque lui envoie le reflet d'un corps sombre, et non pas la lumière incidente. S'il voit, au contraire, sur la plaque, le reflet d'un corps très-éclairé, l'image apparait négative, les parties éclairées paraissent obscures et réciproquement. Mais il existe une intensité intermédiaire de la surface éclairante pour laquelle l'image disparaît totalement, tandis qu'on la voit apparaître positive ou négative pour la moindre augmentation ou diminution de l'intensité. — Schafhæutl (4) a

(1) Pogg. Ann. XXXV, 457-464. — Philos. Magaz., nov. 1834, p. 327. — Plateau (compte-rendu), in Bullet. de l'Acad. de Bruxelles, 1835, p. 52.

(2) Arch. des sc. phys. de Genève, XX, 121-122. — Memorie dell'osservatorio di Roma. — Cosmos, I, 43.

(3) Comptes-rendus, XXXV, 373-379. — Pogg. Ann., LXXXVII, 490-498. — Inst., 1852, p. 301. — Cosmos, I, 546-549.

(4) Abbildung und Beschreibung des Universal-Vibrations-Photometer, in Münch. Abh., VII, 465-497.

appliqué à la photométrie un principe physiologique tout à fait différent des précédents, mais dont l'exactitude serait à démontrer. Il prétend que le temps qui peut s'écouler entre deux sensations lumineuses de même espèce sans que l'œil remarque l'interruption, est proportionnel à la racine carrée de l'intensité lumineuse. Son appareil consiste en un ressort d'acier qui est fixé à son extrémité inférieure, de manière à être vertical dans sa position d'équilibre. A son extrémité supérieure il porte un écran rectangulaire de cuivre mince et noirci, percé en son milieu d'une ouverture rectangulaire. L'observateur regarde l'écran à travers un tube horizontal fermé par deux pinnules. La source lumineuse est en arrière de l'écran, et disposée de telle sorte que la lumière ne peut parvenir à l'œil observateur que lorsque l'ouverture se trouve dans l'arc du tube. On raccourcit le ressort jusqu'à ce que l'image de la source lumineuse ne paraisse plus vaciller. Les intensités lumineuses seraient (inversement?) proportionnelles aux carrés des durées d'oscillation ou aux quatrièmes puissances des longueurs du ressort. Même en admettant la première proportionnalité, la seconde ne se vérifierait pas pour les oscillations d'un ressort chargé.

Nous avons enfin à mentionner encore la méthode suivie par Fraunhofer (1) pour comparer entre elles les intensités des différentes couleurs du spectre des prismes de verre. On regardait comme à l'ordinaire, le spectre à travers une lunette devant l'objectif A de laquelle se trouve un prisme P. B est l'oculaire. Dans le tube oculaire est fixé un petit miroir *s* d'acier, incliné de 45° sur l'axe de la lunette et dont un bord tranchant se trouve dans le plan focal de l'oculaire et coupe l'axe de la lu-

(1) Gilbert's Ann., 1817, LVI, 297.

nette. Sur la moitié du diaphragme oculaire non recouverte par le miroir, on voit une partie du spectre prismatique.

Le miroir, au contraire, reflète la flamme d'une petite lampe à huile L, mobile dans un tube fendu par deux fenêtres longitudinales et qui est adapté latéralement au tube oculaire. En avant de cette flamme un diaphragme *b* limite la surface lumineuse visible. L'observateur ne voit cette lumière que sous forme d'un grand cercle de diffusion dont l'intensité est inversement proportionnelle au carré de la distance *s b*. On déplace la lampe jusqu'à ce que l'intensité des deux demi-cercles qui remplissent le diaphragme oculaire soit la même, c'est-à-dire jusqu'à ce que leur séparation soit aussi peu visible qu'on puisse l'obtenir. Les expériences de Fraunhofer ont donné des nombres très-peu concordants pour l'intensité des différentes parties du spectre » (1).

Nouveau Photomètre employé dans nos expériences.

Il résulte de cet exposé que les propriétés connues de la lumière ne permettent pas, quant à présent, d'en comparer les différents degrés d'intensité autrement que par la vue. Les photomètres les plus sensibles paraissent être ceux qui s'appuient sur la polarisation ; mais, en définitive, ces appareils ne diffèrent des autres que par les procédés de diminution de la lumière. Le grand desidératum, c'est un procédé de graduation qui ne dépende pas du jugement et de la comparaison oculaire. Puisque nous en sommes réduits à nous servir de l'œil pour mesurer l'impression reçue par cet organe, tâchons au moins que les indications fournies ne dépendent pas des variations individuelles du jugement et de faculté visuelle.

(1) Helmholtz. Optique phys., p. 434-441 (Trad. Javal et Klein).

C'est là probablement le but que voulait atteindre Bunsen en ne désignant qu'une seule partie à examiner, la clarté ou l'opacité de la tache de stéarine de son photomètre. Il manque malheureusement à cet appareil une qualité importante, c'est l'exactitude. On peut s'assurer facilement de ce fait que la tache de stéarine peut cesser d'être claire sans que, pour cela, les deux lumières placées de part et d'autre soient égales. D'ailleurs le résultat approximatif que l'on obtient est lui-même dépendant de l'épaisseur et de la nature de l'écran ainsi que de la qualité de la matière grasse. Cherchons donc à modifier dans ce photomètre ce qu'il a de défectueux, et si nous n'osons espérer une exactitude parfaite dans une question où tant de grandes intelligences ont échoué, nous avons du moins la conviction de rendre nos résultats indépendants d'une foule de circonstances accessoires.

On peut admettre comme vérité évidente que deux lumières égales produisent sur le même œil deux sensations égales, et bien que sur un autre œil les sensations produites ne seront plus les mêmes que sur celui-ci, elles seront néanmoins égales entre elles. Si cette vérité n'était pas acceptée, il n'y aurait pas de photométrie possible. Supposons que dans le photomètre de Bunsen dont nous venons de parler, les deux lumières soient placées dans des conditions telles que la tache commence à ne plus être claire; laissons la lumière placée derrière l'écran et remplaçons celle qui se trouve en avant, par une autre qui doit lui être comparée; du moment où celle-ci commencera à faire disparaître la clarté de la tache elle sera évidemment égale, non pas à celle qui se trouve en arrière, mais à celle qui se trouvait tout à l'heure devant l'écran. Cette indication est indépendante de la nature de la lumière qui se trouve en arrière, ainsi que de la nature du papier et de l'épaisseur de la tache; de plus, il doit être admis que pour tout œil cette égalité subsistera, et, si pour un autre individu, les distances où la tache s'obscurcit ne seront plus les mêmes, elles présenteront pour les deux lumières la même proportionnalité. Ainsi nous paraissent évitées toutes les causes d'erreurs et de variations individuelles possibles dans les résultats photométriques. Aucun des photomètres que nous connaissons ne permettait d'établir une comparaison exacte entre deux lumières de nature différente comme le gaz et la bougie; en effet, dans le système de Rumford, les deux ombres n'ont pas la même teinte, et l'on ne sait pas quand il faut les considérer comme égales; dans le système de Bouguer adopté dans le photomètre très-usité de Foucault, les deux parties de l'écran blanc présentent également des teintes différentes suivant la nature de la lumière. Dans notre système l'impression jugée par l'œil dépend uniquement de la clarté et par conséquent l'égalité peut être établie entre des lumières de toute nature, comme nous l'avons souvent constaté.

Tant qu'il s'est agi de lumières transportables et dont la clarté varie avec la distance, tout allait bien, mais comment faire pour la clarté solaire, pour la clarté diffuse? L'affaiblissement des rayons solaires dans des proportions calculables exige des manœuvres trop compliquées et une installation propre à ce genre d'expériences. Nous n'avons pas jugé le procédé de Bouguer, au moyen de verres concaves, assez exact et il nous paraît exagéré en déclarant la clarté du soleil 300,000 fois aussi intense que celle de la lune. Courtivron n'a fixé ce rapport qu'à $^1/_{90000}$. Voici pour cet examen, comment nous procédons. Nous prenons pour écran un papier très-mince fixé sur un carreau de verre et nous plaçons derrière cet écran une lumière qui transparaît à peine en présence du soleil. Nous reculons cette lumière jusqn'à ce que l'écran ne soit plus éclairé en avant que par le soleil, c'est-à-dire qu'il présente une blancheur uniforme. L'appareil ainsi disposé est porté dans la chambre obscure où le centre de l'écran brille fortement par transparence; la lumière type approchée à la distance nécessaire pour faire disparaître cette lueur transparente nous indique la valeur de la clarté solaire qui a produit le même effet. Nous avons trouvé de cette façon que la clarté directe du soleil au mois de juillet valait une bougie anglaise à 2 millimètres ou 250,000 bougies à 1 mètre de l'objet éclairé. Le même procédé peut servir à évaluer la clarté diffuse d'une chambre; mais ici il faut remarquer que la clarté diminue à mesure qu'on s'éloigne de la fenêtre. Dans une expérience à ce sujet nous avons trouvé que cette diminution était à peu près directement proportionnelle au carré des distances; mais avant de nous prononcer à cet égard il faudrait multiplier les mensurations plus que nous n'avons pu le faire.

Comme on vient de le voir, le principe de nos mensurations photométriques est très-simple et permet de se considérer à l'abri des principales causes d'erreur. L'application n'en est guère plus compliquée, puisque deux examens suffisent pour chaque mensuration, et l'un de ces deux examens est généralement suffisant pour une série de mensurations faites par le même observateur. En effet, en prenant la précaution de noter pour chaque expérience la distance qu'il fallait donner à la lumière type, nous avons trouvé qu'elle était toujours la même, tant que la lumière placée dernière l'écran n'avait pas changé de place ; il aurait donc suffi de chercher la distance à laquelle la lumière inconnue faisait disparaître l'éclairage par transparence. L'appareil dont nous nous sommes servi est encore d'une simplicité extrême : une lanterne ordinaire dont toutes les parois sont opaques à l'exception d'une seule qui est ouverte et présente trois rainures dans lesquelles on peut glisser autant de lames de verre entourées de papier mince. Pour remplacer la tache de stéarine dont le passage précis du clair à l'obscur ne peut pas toujours être observé, nous avons découpé sur un des feuillets de papier recouvrant chaque verre, un carré de plus en plus grand, de telle sorte que le carré le plus petit placé le plus près de la bougie intérieure pouvait être vu par transparence à travers les deux autres. Chaque lame de verre était donc recouverte d'une feuille de papier double excepté à l'endroit du carré découpé où le côté correspondant du verre était nu. Supposons un seul carreau sur la lanterne, la bougie intérieure éclaire par transparence le papier qui recouvre le verre, mais la clarté est plus forte à travers le carré, nous approchons une lumière à l'extérieur jusqu'au moment où la lumière intérieure est surpassée, circonstance qui est rendue nettement visible par la disparition du carré lumineux par transparence et l'uniformité de la surface éclairée par la lumière directe. Supposons que la lumière employée soit en ce moment à 15 centim. de la lanterne. Si la lumière type nous produit le même effet nettement perceptible, à la distance de 5 centimètres il est clair qu'elle est le 9e de la première ou que celle-ci vaut neuf bougies types. Si cette lumière, au contraire, était très-faible et qu'il fallût la rapprocher beaucoup de la lanterne, l'examen devenait plus difficile ; car à 1 centimètre on pourrait brûler le papier. Dans ce cas nous ajoutions le second et au besoin le troisième écran qui permettait d'affaiblir considérablement la bougie intérieure et d'éloigner, par conséquent, la lumière en expérience. En mettant les trois écrans à la fois, nous avons calculé les différentes clartés qu'il fallait pour faire disparaître les trois carrés d'une manière successive, circonstance qui nous a été utile dans les cas où la lumière à examiner étant moins intense que nous ne le croyions d'abord, il devenait nécessaire d'ajouter un écran après l'examen avec la lumière type. Il pouvait arriver également qu'après avoir mis les trois écrans pour la lumière type, il se trouvait qu'on ne pouvait avec la lumière à examiner, faire apparaître aucun carré. Il fallait donc enlever un et quelquefois deux écrans pour trouver le moment précis où la clarté de la lumière en expérience commençait à faire disparaître la clarté transparente.

Pour la lumière solaire il fallait pouvoir déplacer la bougie intérieure de la lanterne ; voici la disposition que nous avons adoptée à cet effet. Le porte-bougie de la lanterne est mobile et glisse dans une rainure qui a toute la longueur de la lanterne (à peu près 30 centimètres) et cette étendue est suffisante pour arriver au but désiré. Dans cette expérience il est utile d'avoir un morceau de bougie peu élevé afin que par l'écartement de la lumière, la clarté directe ne s'éloigne pas trop du centre de l'écran. Il est inutile d'ajouter que la lanterne s'ouvre en arrière en face de l'écran indicateur (1). Une autre question qu'il s'agit de résoudre à présent, c'est de savoir suivant quelle loi

(1) Nous devons présenter, à ce sujet, nos remercîments à M. Leib, lampiste, rue La Condamine, pour la bienveillance avec laquelle il s'est consacré à nos essais. L'intelligence avec laquelle il a exécuté nos différents modèles, nous a évité bien des tâtonnements inutiles.

varient les intensités des lumières ainsi placées devant l'écran. Une remarque qui a été faite au sujet du photomètre de Rumfort et qui est très-juste, c'est que les lumières éclairent obliquement les ombres examinées et qu'il faut les rapprocher le plus près possible l'une de l'autre pour pouvoir appliquer la loi des carrés; nous ajouterons que l'obliquité existe également de haut en bas et qu'il faudrait n'examiner que la partie des ombres placée directement en face des lumières. Dans notre photomètre nous n'examinons qu'une lumière et qu'une partie placée en face de cette lumière; de plus nous avons la précaution de placer à la même hauteur les deux lumières que nous comparons. Nous croyons donc pouvoir appliquer sans encombre la loi des carrés. De plus nous sommes exactement ici dans les mêmes conditions que dans nos expériences de lecture et nous pouvons affirmer que les caractères lus reçoivent la même quantité de lumière que s'ils étaient éclairés par une bougie type à la distance déterminée.

Encore une petite question de détail. Comme dans certains cas la bougie doit être déplacée dans l'intérieur de la lanterne et que d'un autre côté la cheminée ordinaire est une cause de chaleur quelquefois incommode, nous avons laissé le haut de la lanterne complètement ouvert, et pour ne pas être gêné dans nos mensurations par la lumière qui s'en échappe voici ce qui nous a complètement suffi: à la partie antérieure de la lanterne en arrière de la rainure qui reçoit les écrans nous avons fait ajouter un écran noirci en fer-blanc qui s'élève à 10 centimètres environ au-dessus de la lanterne et qui est légèrement oblique. De cette façon l'écran n'est éclairé que par transparence et aucune autre clarté ne peut y parvenir de l'intérieur de la lanterne. Le peu de lumière qui s'échappe par cette ouverture se perd dans le fond et un peu sur le plafond de la chambre noire dont la pouvoir réflecteur est à peu près nul. Le porte-bougie est en communication avec une tige rigide qui passe au-dessous de la lanterne et qui permet de déplacer la bougie sans ouvrir la petite porte.

Tel est le système simple et peu embarrassant qui nous permet de mesurer les intensités de toutes sortes de lumières depuis la plus faible jusqu'à la plus intense, et nous osons espérer que ce système qui répond à des objections sérieuses n'en rencontrera pas de nouvelles dans son application.

CHAPITRE VI.

PROCÉDÉS DE MENSURATION DE L'ACUITÉ VISUELLE.

L'idée de mesurer l'acuité visuelle, c'est-à-dire d'en déterminer le degré par des chiffres, existait déjà à l'époque du Talmud. Dans cette vaste encyclopédie scientifique et religieuse, il est dit à plusieurs reprises qu'une marche trop rapide fait perdre à l'homme $^1/_{500}$ de son acuité visuelle (1). Sans rechercher quelle peut être l'exactitude de ce nombre, nous nous bornons à y constater l'idée de la mensuration. Malheureusement, nous n'avons pas pu trouver d'indications sur les procédés employés pour cette détermination, et ce manque d'indications nous fait croire que les procédés devaient être assez répandus (2). Si le

(1) Berachoth, 43, *b*. — Sabbath, 113, *b*. — Pesachim, 42, *a*. — Taanith, 10, *b*.

(2) L'évaluation de la circonférence de la terre à environ 9,000 lieues,

procédé employé n'est pas mentionné, nous savons d'un autre côté, que Rabban Gamaliel, un des premiers talmudistes, se servait de télescope à l'époque du second temple de Jérusalem (1); or, c'est précisément à l'aide du télescope qu'ont été faites les premières déterminations connues de l'acuité visuelle. Nous avons déjà vu plus haut que la plupart des observateurs ont trouvé comme angle visuel minimum d'un œil ordinaire, un intervalle de 60 secondes entre deux points lumineux. Cet angle, disons-le en passant, donne sur la rétine une image de 0^{m}, 0043 qui couvre un cône rétinien; aussi a-t-il été pris pour unité d'acuité visuelle. Ainsi, un œil qui distinguerait seulement un intervalle de deux minutes, aurait une acuité visuelle de $^1/_2$. Mais l'examen des étoiles ne peut pas se prêter aux variations nécessaires pour des mensurations, c'est ce qui a depuis longtemps engagé les observateurs à se servir de lignes, de fils métalliques, de grils, de gaze, etc., interceptant sur le champ visuel des intervalles déterminés. Enfin, aujourd'hui, on se sert de lettres et de chiffres dont les traits sont calculés de façon à devoir être distingués à des distances déterminées par un œil d'une acuité normale. Les principales échelles de lecture sont celles de Stellwag de Carion (2), de Smée (3), d'Ed. de Jæger (4), de Snellen et de Giraud-Teulon (5),

dans le traité Pesachim, 94, *a*, n'est suivie d'aucune indication sur le procédé de mensuration employé et cependant 9,000 lieues sont à peu près 40,000 kilomètres, chiffre adopté aujourd'hui.

(1) Erubin, 43, *b*.

(2) Die Accommodations Fehler des Auges, *in* Sitzungsberichten der Kaiserl Acad. der Wissenschaften, XVI, p. 187.

(3) The Eye in Health and Disease, p. 70. London, 1854.

(4) Ueber Staar und Staaroperationem, etc. Wien, 1854.

(5) Congrès de Paris, 1862.

enfin tout récemment de Bœttcher (1). Nous ne parlerons que des quatre dernières, seules usitées aujourd'hui ; elles ont servi (2) à nos expériences, et nous avons été à même de les comparer entre elles. Celle de Jæger ayant précédé les trois autres, a sur elles l'avantage d'être pour ainsi dire cosmopolite, mais elle ne permet pas de déterminer par un chiffre le degré d'acuité de la vue, ni de préciser, dans un cas donné, le degré d'accroissement ou de diminution de cette faculté. En effet, d'une part, Jæger n'avait pas pris pour unité des caractères de son échelle une image rétinienne d'une grandeur fixe, en rapport avec l'étendue d'un élément rétinien, et, d'un autre côté, ses caractères s'accroissent en dimension d'une manière irrégulière, accroissement incompatible avec le maintien d'une image de dimension déterminée, correspondant à des distances régulièrement progressives. Nous ajouterons à ces observations un fait que nous avons constaté dans le cours de nos expériences ; c'est que l'on ne peut pas établir de proportionnalité entre les numéros de l'échelle de Jæger et ceux de l'échelle de Snellen.

On ne peut donc pas indifféremment se servir des échelles de l'un ou de l'autre de ces auteurs.

MM. Snellen et Giraud-Teulon ont construit leurs échelles presque simultanément et indépendamment l'un de l'autre en suivant tous les deux les mêmes principes. Ce que nous dirons de l'une de ces échelles s'applique donc exactement à l'autre. Voici les principes sur lesquels elles reposent :

(1) Geometrische sch. Proben. Berlin, 1870.

(2) Nous n'avons, malheureusement, pas pu nous procurer les tables de M. Giraud-Teulon, l'édition étant épuisée et l'auteur lui-même n'en possédant qu'un exemplaire.

1. Le plus petit angle sous lequel on puisse reconnaître des objets de grandeur et de forme connues, détermine le degré de l'acuité visuelle (1).

La grandeur de l'image formée sur la rétine dépend de cet angle, et la faculté de distinguer augmente avec les dimensions de cette image. Cependant, cet accroissement ne se produit pas en proportion directe; une image de grandeur double ne donne pas une acuité double, car les éléments sensibles ne présentent pas une disposition uniforme sur toutes les parties de la rétine, et leur nombre va en diminuant du centre de la tache jaune vers la périphérie. Les résultats obtenus, en évaluant l'acuité visuelle en raison inverse du plus petit angle, ne présentent par conséquent qu'une valeur approximative.

2. Pour déterminer le plus petit angle visuel, nous mesurons la plus grande distance à laquelle on puisse reconnaître des objets de grandeur calculée.

Cet angle, lorsqu'il est petit, peut être considéré comme un rapport inverse de la distance à laquelle on distingue l'objet; s'il s'agissait d'angles un peu grands, la grandeur de l'objet, différant sensiblement de celle de l'arc, devrait être évaluée comme la double tangente de la moitié de l'angle.

3. En prenant pour unité un angle visuel déterminé et la distance correspondante, on exprimera l'acuité visuelle d'un œil par le rapport entre la distance à laquelle cet œil reconnaît l'objet et la distance prise pour point de comparaison.

4. Nous prenons pour unité de comparaison la distinctionde lettres vues sous un angle de cinq minutes.

(1) Nous avons expliqué plus haut la concordance qui existe entre la perception d'un intervalle et celle d'un objet.

Les objets que nous avons adoptés sont des lettres mesurées dont les traits ont une épaisseur cinq fois plus petite que la hauteur de la lettre. Un œil normal les distingue nettement sous un angle de cinq minutes ; comme les différentes parties de chaque lettre sont exactement le cinquième de la lettre entière, elles sont vues sous un angle d'une minute. Ainsi le C, comparé à l'O, présente une ouverture d'une minute pour l'angle visuel.

Dans l'évaluation de l'acuité visuelle, il ne suffit pas de deviner les lettres, il faut les reconnaître distinctement.

6. Le numéro placé au-dessus de chaque série, exprime en pieds de Paris la distance à laquelle les lettres se présentent sous l'angle de cinq minutes, qui sert de point de comparaison.

7. La plus grande distance d, à laquelle on reconnaisse encore les caractères, divisée par la distance D, à laquelle ils se présentent sous un angle de cinq minutes, donne la formule de l'acuité visuelle :

$$v = \frac{d}{D}$$

Lorsque d se trouve égal à D, si le n° XX, par exemple, se lit à 20 pieds de distance, on a $d/D = {}^{20}/_{20}$, $v = 1$; en d'autres termes, l'acuité visuelle est alors normale. Si, au contraire, d se trouve plus petit que D, si, par exemple, le n° XX n'est lu qu'à 10 pieds, ou le n° X à 2 pieds, ou le n° VI à 1 pied, ces trois cas nous donneraient respectivement :

$$v = \frac{10}{20} = \frac{1}{2}$$

$$v = \frac{2}{10} = \frac{1}{5}$$

$$v = \frac{1}{6}$$

Mais *d* peut parfois se trouver plus grand que D, et le n° XX être lu à une distance supérieure à 20 pieds, alors l'acuité visuelle est plus forte qu'à l'état normal.

8. L'acuité visuelle normale décroît avec l'âge. Ce fait a pour causes la diminution de transparence des milieux de l'œil qui rend l'image rétinienne moins nette et, d'un autre côté, la diminution de la faculté perceptive et conductrice de filets nerveux.

9. La valeur du *v* doit se trouver la même en lisant toutes les séries à la distance qui leur correspond. Dans le cas contraire, et lorsque *v* paraît diminuer considérablement au delà d'une certaine distance, il faut en conclure qu'il existe un défaut de réfraction ou que l'œil n'accommode pas à cette distance.

Dans les cas de diminution de l'acuité visuelle, la valeur du *v* doit se trouver égale, dans les limites de l'accommodation, pour un certain nombre de séries. Si, par exemple, à 20 pieds *v* se trouve égal à $^{20}/_{200}$, à 10 pieds cette valeur se rapprochera de $^{10}/_{100}$. Si l'on trouvait une grande différence, il faudrait l'attribuer à un manque d'attention, à de l'exagération ou à de la simulation.

10. Si l'acuité visuelle est beaucoup plus forte pour les petites distances que pour les grandes, on devra soupçonner la myopie. Le point le plus éloigné de la vision distincte (la distance la plus grande pour laquelle *v* est au maximum) indique approximativement le degré de la myopie. Ainsi, une personne dont la vision distincte ne s'étendrait pas au delà de 18 pouces, aurait une myopie de $^{1}/_{18}$, et aurait besoin, par conséquent, d'un verre — 18 pour voir aussi bien de loin que de près.

Les myopes ont l'habitude d'indiquer un point trop rapproché pour la distance extrême de leur vision distincte; ce fait a pour cause la convergence des axes visuels, qui empêche le relâchement complet de l'accommodation. C'est seulement dans les cas de paralysie de l'accommodation que la distance extrême est nettement indiquée, à 18 pouces, par exemple, pour une myopie de 1/ .

10. Si la faculté de distinguer les objets les plus éloignés augmente avec des verres convexes, on a affaire à l'hypermétropie, dont le degré est indiqué par le verre le plus fort qui augmente ou laisse intacte la valeur du *v* (1). »

Cette traduction des parties principales de la préface de Snellen indique suffisamment la manière de se servir de ses tables.

Le n° le plus faible est 1 1/2; par conséquent, il doit être lu par l'œil normal à 1 pied 1/2, environ 49 centimètres. M. Giraud-Teulon a fait faire également un n° 1 devant être lu à 1 pied. Ce caractère, excessivement petit, a été mathématiquement construit et reproduit par la photographie microscopique; il peut être utile pour les forts degrés de myopie. La partie principale des tables consiste dans les caractères majuscules; mais il y a également quelques séries de lettres minuscules qui nous paraissent calculées avec moins de soin. En effet, nous trouvons une différence assez marquée dans les résultats que nous avons obtenus avec ces deux formes de caractères.

Pour déterminer l'acuité visuelle, il faut que le lecteur s'arrête à la distance où *il reconnaît les caractères sans se tromper*. Les expériences comparatives que l'on

(1) Snellen. Test types, 1867. Utrecht

trouvera plus loin nous ont démontré qu'il y a parfois une différence notable entre la distance où l'on *reconnaît* un caractère et celle où on le *distingue tout à fait nettement*.

Le procédé en usage consiste à placer le lecteur à une distance déterminée, 20 pieds par exemple, et à lui faire lire le plus petit caractère possible. On divise ensuite le nombre 20 par le numéro du caractère qui a été lu.

L'échelle de Bœttcher, qui est encore peu connue, est graduée en décimètres; mais, dans cette graduation, l'auteur a évalué le pied de Paris à 30 centimètres, ce qui produit une inexactitude assez notable. Cependant, cette innovation mérite d'appeler l'attention des oculistes; car il serait temps d'abandonner la vieille notation en pouces pour arriver au système décimal, si simple et si répandu aujourd'hui. M. Bœttcher a, de plus, construit des séries de points dont l'épaisseur et les intervalles sont calculés d'après les mêmes principes que les lettres. Cette partie de son échelle, qui paraît appuyée directement sur la vraie signification de l'acuité visuelle, ne donne cependant pas de résultats bien différents des séries de caractères.

Ajoutons que les échelles construites avec des caractères blancs sur fond noir ne diffèrent pas sensiblement des autres; nous en avons exposé le motif plus haut, en montrant que les conditions de vision distincte sont les mêmes pour les objets lumineux sur fond obscur que pour les objets obscurs sur fond clair.

En résumé, l'examen avec les échelles de lecture a pour résultat de déterminer le rapport qui existe entre l'angle visuel nécessaire à l'individu examiné et l'angle visuel nécessaire à l'œil déclaré normal pour distinguer un intervalle entre deux parties semblables du champ visuel; ce qui veut dire, en d'autres termes, le rapport entre l'angle visuel minimum sous lequel l'œil examiné peut distinguer un objet et l'angle visuel minimum nécessaire à un œil normal.

Comme l'angle visuel, dans cet examen, est généralement petit, on peut considérer l'arc qu'il intercepte comme égal au sinus, qui lui-même est proportionnel à la longueur du rayon; on peut donc remplacer le rapport des angles par celui des distances de l'œil à l'objet. C'est ainsi que l'on a pu ne tenir compte que de la distance du lecteur à l'objet dans la recherche de l'acuité visuelle.

Quoique le principe de l'acuité visuelle se rapporte à des intervalles dont la largeur seule est limitée, nous ferons remarquer que si les lignes se distinguent mieux que les points, c'est qu'elles couvrent une plus grande partie d'un élément rétinien, et l'affectent par conséquent d'une manière plus sensible. C'est pour cette raison également qu'une ombre invisible lorsque l'œil reste immobile, peut encore être reconnue à l'aide des mouvements imprimés soit à l'œil, soit à l'objet. L'image rétinienne se forme dans ce cas sur un certain nombre d'éléments rétiniens dont les impressions s'ajoutent l'une à l'autre.

CHAPITRE VII.

INFLUENCE DE L'ÉCLAIRAGE SUR L'ACUITÉ VISUELLE.

Il est un fait connu de tout le monde, c'est que la clarté est indispensable à la vision, et que l'œil a beaucoup de peine à reconnaître les objets sous un éclairage insuffisant. Lorsque nous lisons, par exemple, vers le soir, nous sommes obligés de nous rapprocher de plus en plus du livre, et finalement nous ne distinguons plus rien. Nous avons vu plus haut que les talmudistes se sont appuyés sur différentes variétés de perceptions visuelles pour préciser le commencement du jour. De même le soldat prussien a pour prescription de *sonner le réveil* lorsque la lecture est possible. Nous dirons plus, non-seulement la clarté est nécessaire à la vision, qui d'ailleurs n'est que l'effet d'une impression lumineuse, mais la faculté visuelle augmente avec l'intensité de l'éclairage. Ainsi, lorsque, avec une lumière suffisante, on lit parfaitement un caractère à 1 mètre, il se peut qu'avec une certaine augmentation de l'éclairage ce caractère soit lu à 2 mètres. Cette influence de la clarté a pu être omise par ceux qui ne considéraient dans l'acuité visuelle que les deux points à distinguer, en s'occupant seulement de l'espace rétinien occupé par l'intervalle de ces points. Aussi avons-nous bien fait ressortir plus haut l'influence considérable de la clarté sur la distinction d'un intervalle; nous croyons avoir suffisamment démontré que la part principale dans cette perception revient à l'intensité de l'éclairage. Les premières expériences sur cette question sont celles de Tobias Mayer (1). Il a trouvé

(1) Ces expériences peu connues se trouvent relatées dans l'édition française du cours d'optique de Smith. 1767.

que l'on reconnaît le mieux des systèmes de lignes à la clarté d'un beau jour, et qu'une augmentation dans l'éclairage ne sert à rien. Quant aux éclairages moins intenses, il les obtenait la nuit en mettant une lumière à différentes distances du papier. Plus la lumière était éloignée, plus il fallait se rapprocher de l'objet à distinguer. En faisant varier entre 1/2 pied et 13 pieds la distance de la lumière pour les lignes blanches à intervalles égaux, l'angle visuel variait entre 138 et 344 secondes. Mayer pose la formule empirique $s = 158'' \sqrt[3]{a}$, qui s'accorde assez bien avec ses mensurations, et dans laquelle s désigne l'angle visuel, et a la distance de la lumière. Or, comme l'intensité de l'éclairage est $h = 1 : a^2$, il en déduit $s = 158'' : \sqrt[6]{h}$.

Avec cette formule qui donne des résultats assez rapprochés de la réalité, Mayer a cherché à mesurer la clarté du jour. Il suffirait, en effet, si son hypothèse était exacte, de faire lire à un éclairage quelconque, et de déduire h de la formule ci-dessus. Mais il est tombé également dans l'erreur que nous avons signalée en faisant une différence entre la perception d'un objet unique et celle de deux objets sans prendre en considération l'épaisseur de ces deux objets. Depuis cet observateur, un grand nombre de physiologistes ont constaté l'influence de l'éclairage sur l'acuité visuelle, et cependant, aujourd'hui encore, la recherche de l'acuité se fait sans tenir compte de cette condition importante.

Voici ce que dit, à ce sujet, le Dr Snellen : « La valeur de v est dépendante de l'intensité de la lumière. Une intensité trop faible, de même qu'une intensité trop forte diminuent cette valeur. La clarté la plus favorable varie avec les individus et dépend spécialement du degré de clarté auquel l'œil a été soumis immédiatement avant l'examen.

« Outre l'intensité de la lumière, le contraste entre le blanc et le noir des caractères exerce également son influence sur la valeur de *v* (1). Le contraste aussi bien que le degré de l'éclairage doivent donc rester constants durant nos expériences. »

Cette idée, parfaitement juste, n'est pas mise en application, et nous ne voyons jamais l'indication de l'éclairage employé à côté de l'expression de l'acuité visuelle.

Il était donc utile de déterminer, pour un certain nombre de personnes, la marche que suit l'acuité visuelle, avec l'augmentation de l'éclairage. De plus, on pourrait déduire de ces expériences quel est l'éclairage avec lequel on obtient des résultats correspondant aux échelles établies. Il restait à résoudre une autre question : Faut-il admettre, avec tous ceux qui ont écrit sur ce sujet, que l'acuité visuelle diminue lorsque la lumière est trop forte? L'exposé sur lequel nous avons insisté suffit pour faire voir qu'avec un éclairage très-intense le noir peut réfléchir une quantité de lumière difficile à distinguer de celle qui est réfléchie par le blanc ; d'un autre côté, un éclairage très-fort, comme celui de la lumière électrique, produit une excitation douloureuse que peu de personnes sont à même de supporter. Mais nous avons toujours vu, à la suite du premier moment d'éblouissement, une augmentation de l'acuité. Il est à présumer qu'il n'en serait plus de même pour la distinction des nuances à cause des images accidentelles qui peuvent troubler la perception. Nous n'avons généralement poussé les expériences que jusqu'à l'éclairage de 10,000 bougies; cependant,

(1) Aubert. Physiologie der Netzhaud.

nous avons plusieurs fois trouvé, avec l'éclairage direct du soleil de juillet et d'août, évalué à 200,000 bougies, à l'aide de notre photomètre, nous avons trouvé, disons-nous, une augmentation assez sensible de l'acuité. Nos expériences ont été faites : 1° sur des yeux normaux; 2° des yeux myopes avec et sans lunettes ; 3° des astigmates ; 4° des yeux de strabiques affectés d'amblyopie. Enfin, voulant nous rendre compte de l'influence des modifications pupillaires, nous avons appliqué sur l'œil des diaphragmes de 1, 2 et 3 millimètres de diamètre.

CHAPITRE VIII.

EXPÉRIENCES AVEC DES YEUX NORMAUX.

Un seul de nos sujets d'expériences nous a présenté une vision complètement normale, et une acuité même un peu supérieure à l'unité. Avant d'exposer les résultats qu'il nous a fournis, disons quelques mots de nos tracés auxquels nous aurons à renvoyer fréquemment.

Afin de faire mieux saisir l'ensemble de nos résultats, nous avons représenté un certain nombre de nos expériences par des courbes. Les ordonnées sont divisées en centimètres (1), indiquant les distances où se trouve placé le lecteur, les divisions des abscisses indiquent l'intensité lumineuse à laquelle correspondaient ces distances. Mais tandis qu'il était facile de faire représenter des distances

(1) Nos petites divisions ne sont pas reproduites sur les planches lithographiées, d sorte que les ordonnées n'y marquent que des dizaines centimètres

égales par les divisions égales des ordonnées, nous n'avons pas pu suivre le même système pour les divisions des abscisses. La planche I représente un tracé d'essai où chaque division des abscisses équivaut à une intensité lumineuse de 500 bougies. Un simple coup d'œil jeté sur cette courbe, faite d'après la huitième expérience H, montre immédiatement les inconvénients de ce système graphique. La partie ascendante de la courbe est comprise dans un espace trop restreint, tandis que tout le reste de la planche est occupé par une portion à peu près rectiligne qui présente très-peu d'intérêt. Il aurait donc fallu, pour mieux étudier la marche de la portion ascendante du tracé, diviser les abscisses en parties proportionnelles à de plus faibles quantités de lumière. Dans ce cas, le tracé exigeait un espace considérable; car les expériences nous ont appris qu'entre l'intensité 0,4 et l'intensité 1, les augmentations de distances sont aussi grandes pour chaque dixième de bougie que pour chaque bougie entre 1 et 10. La plus forte échelle que nous aurions pu employer serait donc d'une division par bougie, ce qui nous aurait demandé dix mille divisions pour notre limite habituelle de 10,000 bougies.

Comme nous avons remarqué que l'ascension de la courbe est d'autant plus faible que l'éclairage est plus intense, nous avons imaginé un système d'abscisses dont les divisions égales représentaient des intensités lumineuses croissantes et non plus égales. La planche II représente la même expérience que la planche I, tracée suivant les distances de la bougie. Les abscisses sont divisées de droite à gauche en parties égales représentant des centimètres, et les ordonnées également divisées en centimètres indiquent la distance où se trouvait le lecteur lorsque la bougie était placée à la distance indiquée par les abscisses. Ce tracé serait évidemment convenable, car il indique une ascension à peu près régulière, mais il exige du lecteur un certain travail d'esprit pour se rendre compte des intensités d'éclairage correspondant aux distances de la bougie représentées par les abscisses ; car c'est l'intensité de l'éclairage que nous avons en vue dans nos expériences.

Cette courbe est accompagnée de la courbe J, qui indique la marche de l'intensité lumineuse, suivant les positions de la bougie, indiquées par les abscisses.

Les chiffres marqués aux ordonnées, et qui indiquent des centimètres pour la première courbe, indiquent, pour celle-ci des centaines d'intensité lumineuse. Ainsi l'intensité 100 occupe la division 1 des ordonnées ; l'intensité 10,000 occupe la division 100. Si nous comparons cette courbe J au tracé de la planche I, nous voyons que la marche de l'intensité lumineuse, tracée suivant la position de la bougie, est exactement l'inverse de la marche de l'acuité visuelle tracée suivant l'intensité lumineuse.

Nous avons donc essayé, planche III, un tracé, fait d'après le même principe, mais dont les abscisses indiquaient des intensités lumineuses. Chaque division des abscisses représente ici la racine carrée de l'éclairage correspondant. Ainsi, la première division de 0 à 1 est elle-même subdivisée en deux parties égales, dont la première représente $^1/_4$ d'intensité lumineuse, la seconde une unité. La cinquième division représente 25 bougies, la dixième, 100 bougies ; la centième, 10,000 bougies, etc. Ici, l'ascension de la courbe est déjà plus facile à examiner, vu qu'elle est moins rapide que dans la planche I. Cependant, la partie la moins intéressante occupe encore trop d'espace.

C'est pour cette raison que nous avons tracé la planche IV, où les abscisses sont divisées en parties égales représentant les racines cubiques des éclairages correspondants.

Ce système n'ayant pas les inconvénients des précédents, nous l'avons adopté pour tous nos tracés.

Chaque division des abscisses est elle-même subdivisée en dix parties égales (1), de manière à pouvoir noter des éclairages intermédiaires aux intensités exprimées par les cubes des divisions. Prenons pour exemple la planche IV, qui représente la même expérience Sn. 1 $^1/_2$ que les trois précédentes.

Les dix subdivisions de 0 à 1 représentent successivement les intensités lumineuses suivantes : 0,001 ; 0,008 ; 0,027 ; 0,064 ; 0,125 ; 0,216 ; 0,343 ; 0,512 ; 0,729 ; 1, correspondant à 0,1 ; 0,2 ; 0,3 ; 0,4 ; 0,5 ; 0,6 ; 0,7 ; 0,8 ; 0,9 ; 1.

La deuxième division représente l'intensité de 8 bougies, 8 étant le cube de 2 ; la racine cubique de 5, par exemple, étant 1,7 approximativement, nous marquons la distance du lecteur à l'éclairage de 5 bougies sur la septième subdivision qui suit la division 1.

La racine de 100 étant très-rapprochée de 4,65, nous marquons la distance correspondante à l'éclairage 100 entre la sixième et la septième subdivision intermédiaire à la quatrième et la cinquième division. Ainsi, pour tout le reste de nos tracés. Sur la planche IV, nous avons également représenté les distances de la bougie correspondantes aux intensités marquées par les abscisses ; les ordonnées représentant en centimètres la distance du lecteur, servent également à marquer, d'après la même échelle, les distances de la bougie. Ce tracé comparatif nous fait voir que les variations de distance du lecteur

(1) Ici aussi les subdivisions sont omises par la lithographie.

sont à peu près directement inverses aux variations de distance correspondantes de la bougie.

Afin de montrer d'une manière frappante combien les variations de l'acuité visuelle sont loin de suivre les variations de l'éclairage, nous avons tracé sur la même planche IV, une courbe de l'intensité lumineuse. Pour cette courbe, les abscisses représentent toujours les mêmes valeurs, tandis que nous nous sommes servi des nombres marqués sur les ordonnées pour représenter des cinquantaines d'intensité lumineuse. Ainsi, l'intensité 10,000 correspond à la division 200 des ordonnées, etc. On voit que, pour une ascension très-faible de la courbe des intensités lumineuses, il y a une ascension très-marquée de la courbe de l'acuité visuelle; tandis que l'ascension rapide de la courbe des intensités lumineuses répond à une ligne presque horizontale de la courbe des acuités visuelles. Ce simple tracé donne la confirmation la plus complète aux assertions de Tobias Mayer, d'après lequel l'acuité visuelle varie considérablement par l'augmentation des faibles éclairages, tandis qu'avec un éclairage intense, elle reste à peu près stationnaire lorsque la clarté augmente.

H. 1re EXPÉRIENCE. — No 1 de Jæger.

Avec un tiers de bougie, la distance maxima était de 14 centimètres; elle monte à 15 pour 0,6, à 16 pour 0,8, à 17 pour 0,9, à 19 pour une bougie.

Ce qui fait en moyenne 1 centimètre d'augmentation pour deux dixièmes de bougie.

De 1 à 2 la distance a varié de 19 à 25, et s'est augmentée à peu près de 2 centimètres par unité de lumière jusqu'à 10 bougies.

A partir de ce moment, où la distance est de 42 centimètres, elle reste à peu près stationnaire et n'augmente que de 1 centimètre jusqu'à 30 bougies.

De 30b à 50b elle augmente de 3 centimètres et reste à 46 jusqu'à l'intensité 100 où l'on gagne encore 1 centimètre, ce qui fait 47. De 100b à 200b elle augmente de 3 centimètres.

A partir de ce point, les indications sont irrégulières, tantôt une augmentation, tantôt une diminution; c'est la fatigue qui commence à se faire sentir. Cependant, en ménageant l'œil et en laissant passer les premiers moments d'éblouissement, on peut encore lire à 55 centimètres pour 625b, à 57 pour 750, et enfin à 58 pour 5,000 et 10,000 bougies.

La distance gagnée entre 0,33 et 10,000 bougies est un peu supérieure aux $\frac{758}{1000}$ de la distance terminale.

G. 2e EXPÉRIENCE. — No 3 de Jæger (Pl. IV.)

La distance initiale, avec une intensité de 0,1, est de 10 centimètres.

L'augmentation varie de 4 à 5 centimètres par dixième de bougie, de telle sorte qu'à l'unité d'éclairage la distance est de 51 centimètres.

De 1 à 10, elle va jusqu'à 73 centimètres, ce qui fait en moyenne 2 centimètres d'augmentation par bougie. Mais notons que toujours de 1 à 2 bougies l'augmentation est plus forte qu'ultérieurement.

De 10 à 20, une moyenne de 1 centimètre par bougie, ce qui nous met à 82 centimètres.

De 20 à 60, il y a seulement 8 centimètres d'augmentation.

De 60 à 100, la distance, qui était de 90 centimètres, va jusqu'à 94 centimètres.

De 100 à 1,000, elle devient 105 centimètres.

Enfin, de 1,000 à 10,000, elle augmente seulement de 2 centimètres.

La distance gagnée de 0,3 à 10,000 est environ $\frac{813}{1000}$ de la distance terminale.

H. 3e EXPÉRIENCE. — No 5 de Jæger.

Avec 0,20, la distance maxima est de 23 centimètres.

Avec 0,50, elle est de 45 centimètres et s'élève jusqu'à 68 centimètres pour l'éclairage 1.

De 1 à 2 bougies, la variation est considérable de 68 à 75 centimètres.

La distance augmente ensuite à peu près uniformément de 3 à 4 centimètres par bougie; elle est à 106 centimètres pour l'éclairage 10.

De 10 bougies à 30, nous obtenons une augmentation de 16 centimètres.

De 30 à 100, la distance varie de 122 centimètres à 134 centimètres.

Enfin de 100 à 400, terme de l'expérience, la distance n'augmente que de 10 centimètres.

H. 4e EXPÉRIENCE. — No 6 de Jæger

La distance initiale, avec l'éclairage 0,20, est de 28 centimètres avec l'éclairage 400, elle s'élève à 1 mètre 50.

De 0,20 à 1, l'augmentation est de 45 centimètres; de 1 à 2, elle est de 7 centimètres; de 2 à 10, on ne gagne que 41 centimètres.

Enfin de 10 à 100, on gagne seulement 10 centimètres, et de 100 à 400, 10 centimètres.

Tout ce qui précède, de même que tout le reste de nos expériences, nous prouve que la distance, ou en d'autres termes l'acuité visuelle, est loin d'augmenter proportionnellement à l'augmentation de l'éclairage. C'est ce que nous voyons d'une manière frappante sur la courbe tracée suivant les intensités lumineuses, c'est-à-dire suivant le nombre des bougies, nous obtenons une ascension très-rapide pour les éclairages faibles, et finalement, pour les éclairages forts, une ligne presque droite (planche I). Néanmoins, quelque faible que soit l'augmentation pour les forts éclairages, elle existe, et dans un grand nombre de cas, sa valeur est assez marquée.

H. 5e EXPÉRIENCE. — No 7 de Jæger.

Pour l'éclairage 0,20, la distance est de 32 centimètres; elle s'élève jusqu'à 1 mètre 60 pour l'éclairage de 400 bougies.

Nous obtenons : pour l'éclairage 1, 78 centimètres.
pour l'éclairage 10, 128 —
pour l'éclairage 100, 148 —

Voyons, à présent, avec ces trois numéros de l'échelle de Jæger, le rapport qui existe entre eux, pour les mêmes éclairages :

Soit l'éclairage, 1.

Le nº 5 a été lu à 68 centimètres ;
Le nº 6 — à 73 —
Le nº 7 — à 78 —

Soit, à présent, l'éclairage 10.

Le nº 5 a été lu à 106 centimètres ;
Le nº 6 — 122 —
Le nº 7 — 128 —

Si les conditions de l'acuité visuelle ne sont pas modifiées par le changement de l'éclairage ; en d'autres termes, si les rapports entre les différents numéros de l'échelle restent constants, malgré les variations de l'éclairage, nous devrions avoir l'égalité entre

$$\frac{68}{106} \quad \frac{73}{122} \quad \frac{28}{128};$$ ces rapports valent environ 0,6.

Notons que cette égalité existe approximativement ici ; les autres expériences nous indiqueront ce que l'on peut en conclure.

H. 6e EXPÉRIENCE. — Nº 8 de Jæger.

L'éclairage initial est de 0,4 (l'unité étant toujours la bougie à 1 mètre). La distance de lecture pour cet éclairage est de 71 centimètres. Voici les distances obtenues pour les éclairages les plus importants :

Éclairages.	0,4	1	10	30	100	400	800	1600	6400
Distances.	71	120	174	194	203	211	214	220	224

Voyons si le rapport entre la distance obtenue avec une bougie et celle obtenue avec 10, est encore le même que ci-dessus.

Nous trouvons ici une différence notable, et par conséquent, nous devons conclure que, pour les tables de Jæger, les rapports entre les degrés de l'échelle varient avec l'éclairage. Ce qui nous indique en même temps que, pour ces tables, l'augmentation d'acuité n'est pas proportionnelle à une acuité considérée comme normale pour chaque numéro.

Voyons comment se comporte l'acuité visuelle de notre sujet H avec les tables de Snellen.

H. 7e EXPÉRIENCE. — No 1 1/2 de Snellen (Pl. IV.)

Éclairages..	0,4	0,5	1	5	20	50	100	500	1000	10000
Distances...	33	44	50	66	74	81	86	91	96	101

Nous n'indiquons ici que les principales variations. L'acuité normale a été obtenue entre 0,5 et 1 bougie; le numéro de l'échelle nous indique qu'elle répond à peu près à la distance 49 centimètres. Cette acuité est doublée entre 1,000 et 10,000 bougies; nous avons obtenu 98 centimètres avec 5,000 bougies. Pour ne pas nous laisser égarer par des erreurs probables d'expériences, nous nous contenterons de résultats approximatifs, et nous considérerons les tables de Snellen comme bonnes pour tous les éclairages, si notre sujet nous donne partout l'acuité normale entre 1 et 5 bougies et l'acuité double entre 1,000 et 10,000.

En examinant la planche IV qui représente le tracé de cette expérience et celui de l'expérience 2 H, nous voyons une intersection remarquable entre les courbes. La courbe du 1 $^1/_2$ Sn. commence à 8 centimètres plus haut et finit à 9 centimètres plus bas que celle du 3 Jæger. L'une des deux échelles est donc irrégulière.

H. 8e EXPÉRIENCE. — No 2 de Snellen (Pl. V.)

Éclairages..	0,4	0,5	1	5	20	50	100	500	1000	10000
Distances.	39	47	57	73	88	93	103	107	113	114

L'acuité normale, pour ce numéro, exige une distance de 65 centimètres, elle est obtenue entre 1 et 5 bougies; mais l'acuité double est loin d'être obtenue entre 1,000 et 10,000, puisque 114 est encore très-éloigné de 130.

Nous pourrions déjà conclure de ce fait que, pour l'échelle de Snellen comme pour celle de Jæger, l'acuité visuelle augmente d'autant moins avec l'éclairage que le numéro de l'échelle est plus élevé. Cependant ici cette conclusion serait un peu prématurée; nous ferons donc la même recherche pour les autres numéros.

H. 9e EXPÉRIENCE. — No 2 1/2 de Snellen.

Éclairages.....	0,4	0,5	1	5	20	100	500	1000	10000
Distances.....	50	57	71	90	106	125	131	135	138

L'acuité visuelle normale, pour ce numéro, exige une distance d'environ 81 centimètres; ici encore elle est obtenue entre 1 et 5 bougies. Mais elle est encore beaucoup plus éloignée du double que tout à l'heure, pour l'éclairage de 10,000 bougies.

H. 10e EXPÉRIENCE. — No 3 de Snellen (Pl. V.)

Éclairages.....	0,4	0,5	1	5	20	100	500	1000	10000
Distances......	57	62	81	100	114	138	143	146	148

L'acuité normale exige ici une distance d'environ 97 centimètres, elle est encore obtenue entre 1 et 5 bougies; mais le résultat de l'éclairage 10,000 est bien loin d'être le double.

H. 11e EXPÉRIENCE. — N° 3 1/2 de Snellen (Pl. V.)

Éclairages..	0,4	0,5	1	5	20	100	500	1000	10000
Distances..	65	74	98	122	143	168	180	182	203

L'acuité visuelle normale exige ici une distance d'environ 114 centimètres, elle est encore obtenue entre 1 et 5 bougies; mais le double n'est pas obtenu davantage avec 10,000 bougies.

Il résulterait donc de ces expériences que les numéros de Snellen, habilement construits, ont un éclairage fixe correspondant, pour chaque individu, à tous les degrés de l'échelle; mais que le rapport entre les différents numéros ne reste plus le même pour d'autres éclairages. En d'autres termes, non-seulement l'acuité visuelle augmente avec l'éclairage, mais cette augmentation n'est point la même avec les différents numéros de l'échelle.

En effet, des erreurs d'expérience ne nous donneraient pas des résultats aussi concordants, et nous ne pouvons pas considérer H comme ayant un vice de réfraction ou d'accommodation.

Si H était myope, il ne lirait pas tous les numéros à la distance normale, encore moins avec un éclairage de 5 bougies, inférieur à celui dont on se sert d'habitude.

Si H était hypermétrope, il ne lirait pas si facilement les petits caractères, et ne présenterait pas une augmentation aussi considérable pour ces caractères.

Nous admettons plus volontiers comme cause de cette

anomalie le fait indiqué par Snellen et vérifié par un grand nombre d'observateurs, que l'acuité visuelle n'étant pas égale dans toutes les parties de la rétine, ses variations ne sont pas proportionnelles, d'une manière mathématiques à la grandeur de l'angle visuel. C'est probablement pour cette raison que l'acuité visuelle devient double avec l'éclairage 10,000, pour un petit caractère, et le devient de moins en moins avec de plus grands.

Avec l'échelle de Bœttcher, H ne nous a donné que deux expériences.

H. 12e EXPÉRIENCE. — N° 3 de Bœttcher (Pl. V, b. III.)

Éclairages..	0,4	0,5	1	5	20	100	500	1.650
Distances...	14	15	24	39	47	50	51	51

L'acuité normale est ici d'environ 30 centimètres; elle a été obtenue avec l'éclairage 2.5; par conséquent, comme plus haut, entre 1 et 5.

H. 13e EXPÉRIENCE. — N° 15 de Bœttcher.

Éclairages.	0,4	0,5	1	5	20	100	640	1600	3200	6400
Distances.	130	131	172	210	232	243	272	274	280	281

La distance pour l'acuité visuelle normale est d'environ 150 centimètres, elle a été obtenue avec 0,8. Seulement, nous avons déjà fait remarquer que la notation de Bœttcher est un peu inférieure à ce qu'elle devrait être, et si nous comptons la valeur réelle du pied qui est transformé ici en décimètres, ce numéro correspondrait au 5 de Snellen, et la distance normale serait de 162 centimètres, ce qui nous rapproche un peu plus de la distance obtenue avec l'eclairage 1.

Désirant connaître l'influence exercée par le rétrécissement de la pupille sur les variations que l'éclairage fait subir à l'acuité visuelle, nous avons prié H de lire le n° III de Bœttcher, en appliquant sur l'œil gauche un diaphragme d'un millimètre de diamètre. L'œil droit était fermé dans cette expérience.

H. 14e EXPÉRIENCE. — N° 3 de Bœttcher (Pl. V.)

Éclairages....	0,4	0,5	1	5	20	100	500	1.650
Distances.....	0	0	0	19	36	45	48	50

La lecture n'a été possible qu'avec l'éclairage 3, où elle eut lieu à 15 centimètres. A ce moment l'acuité était donc la moitié de ce qu'elle était sans diaphragme ; l'acuité normale ne fut obtenue qu'avec l'éclairage 10, et insensiblement elle se rapprocha de celle de l'œil nu. C'est ce que l'on peut facilement constater sur les tracés comparatifs de la planche V (*b* et (1) *g* III).

Que conclure de ces faits? Le diaphragme diminue la clarté qui pénètre dans l'œil ; puis, à un moment donné le rétrécissement naturel de la pupille produit le même effet, et alors la différence n'existe plus. Cette explication paraît très-plausible, et cependant nous ne la donnons que sous toutes réserves, parce que nos expériences sur l'œil myope nous font observer une notable différence entre la pupille rétrécie et le diaphragme, et cela surtout pour les éclairages intenses (planche VI, 15 *n* et 15). Cependant, quoiqu'il nous ait été impossible de mesurer les variations de la pupille dans nos expériences, nous pouvons admettre que, chez le myope, le rétrécissement n'est pas aussi considérable que pour l'œil normal, et, par conséquent, aux degrés d'éclairage employés, le diaphragme pouvait être encore plus petit que la pupille.

Des circonstances imprévues ont empêché H de continuer l'expérience, et nous n'avons pas pu examiner sa vision avec l'œil gauche seul et sans diaphragme.

Nous n'avons pas pu trouver, parmi nos amis, un autre œil tout à fait normal pour continuer les expériences dans cette voie. Les sujets qui suivent présentent tous un certain degré de myopie.

CHAPITRE IX.

EXPÉRIENCES AVEC LES YEUX MYOPES.

A. Myopie très-légère.

EXPÉRIENCE A. — 4 1/2 de Snellen.

Éclairages.	0,34	0,5	1	5	27	40	100	320	1000	6400
Distances.	78	80	87	102	116	124	130	148	156	160

L'acuité visuelle normale exige ici environ 148 centimètres; elle a été obtenue avec l'éclairage de 320 bougies seulement. N'ayant pas pu faire d'autre expérience avec A, nous n'indiquons que les principales variations, en faisant remarquer qu'entre l'éclairage de 0,34 et celui de mille, l'acuité a doublé.

Notre myopie étant de $^1/_{10}$ aux deux yeux, et inférieure à celle des deux autres sujets V et E, nous allons passer en revue nos expériences sur nous-même que nous marquerons K.

Pour ne pas fatiguer le lecteur, nous ne donnerons également que les résultats des éclairages qui ont produit le plus de variations.

Ici nous mettrons en regard, lorsqu'il y a lieu, les expériences faites, sur le même caractère, avec l'œil nu et avec les lunettes.

K. 1re EXPÉRIENCE. — No 10 de Jæger avec lunettes—10.

Éclairages...	0,5	1	5	10	20	50	100	200	400
Distances...	55	87	106	116	122	131	138	142	146

K. 2e EXPÉRIENCE. — No 10 de Jæger à l'œil nu.

Éclairages...	0,5	1	5	10	20	50	100	200	400
Distances....	25	28	30	31	31	32	32	32	33

On voit facilement, par ces deux tableaux, que l'œil myope ne gagne pas une grande distance par l'augmentation de l'éclairage, et tandis que dans l'expérience 1, K, nous constatons déjà avec 10 bougies, une distance double de celle que nous obtenions avec l'éclairage 0,5, dans l'expérience 2, K, la distance initiale n'est même pas doublée avec 400 bougies. De plus, tandis qu'avec les lunettes la distance augmente encore de 30 centimètres entre l'éclairage 10 et l'éclairage 400, avec l'œil nu elle augmente à peine de 2 centimètres. Ainsi, non-seulement l'augmentation absolue, mais l'augmentation relative elle-même est plus faible pour l'œil myope que pour l'œil normal. Cette expression d'*œil normal* est hypothétique pour nous, puisque nous ne savons pas encore si réellement la correction des vices de réfraction ou d'accommodation par les lunettes, remet l'œil dans les conditions normales.

K. 3e EXPÉRIENCE. — No 20 de Jæger lu avec les deux yeux nus (Pl. VI, no 20 n.)

Eclairages.	0.4	0.5	1	5	20	50	100	200	1000	10000
Distances..	34	36	37	41	45	48	49	50	60	61

Désirant connaître exactement l'état de notre vision et vérifier les résultats qui nous avaient été fournis par l'optomètre de Javal, nous avons lu ce même numéro alternativement avec les deux yeux; les résultats ont été les mêmes pour les deux yeux dans toute la durée de l'expérience, sauf quelques très-légères variations qui ne dépassaient jamais une différence de 1 centimètre.

Voici le résultat de notre lecture monoculaire :

K. 4e EXPÉRIENCE.— N° 20 de Jæger, lu avec un seul œil.

Eclairages.	0.4	0 5	1	5	20	50	100	200	1000	10000
Distances..	32	34	35	40	42	44	45	48	54	57

Ces chiffres, comme on pouvait s'y attendre, sont un peu plus faibles que ceux de l'expérience 3, K; mais les variations sont à peu près les mêmes. Nous pouvons conclure de ces deux expériences que l'éclairage produit toujours une augmentation d'acuité, même chez le myope et que cette augmentation est d'autant plus sensible que la distance à laquelle on peut lire est plus grande. Mais nous trouvons ici, comme dans les expériences H, qu'il n'existe aucun rapport entre ces augmentations produites par les mêmes éclairages avec des caractères différents.

K. 5e EXPÉRIENCE. — N°.16 de Jæger (Pl. VI, n.)

Eclairages	0.4	0.5	1	5	10	100	500	1000	10000
D. avec l'œil myope.	26	29	32	36	37	39	42	42	42
— avec les lunettes..	132	—	195	—	215	340	—	—	405

Tandis qu'à l'œil nu la distance, avec 10000 bougies, est loin d'être le double de la faible distance obtenue avec 0,4; pour la vision avec les lunettes, cette distance est supérieure au triple de la distance initiale qui est elle-même relativement assez considérable.

K. 6e EXPÉRIENCE. — N° 11 de Jæger.

Pour ce numéro nous avons examiné comparativement la vision binoculaire avec et sans les lunettes; désirant voir l'influence d'un diaphragme sur l'œil myope, nous avons lu avec l'œil droit nu puis avec ce même œil devant lequel il y avait un diaphragme de deux millimètres de diamètre.

Eclairages.....	0.4	0.5	1	5	20	50	100	500	1000	10000
D. avec lunettes.	65	75	90	124	153	165	170	182	190	200
— yeux nus...	33	—	34	34	35	36	36	37	38	39
— œil droit nu.	29	30	34	34	35	36	36	36	36	37
— Diaphragme.	27	28	35	42	45	48	49	50	53	58

Le diaphragme a, comme on le sait, l'avantage de diminuer les cercles de diffusion de l'œil myope; c'est pour cette raison qu'à partir d'un certain éclairage la vision est meilleure qu'à l'œil nu. D'un autre côté le diaphragme laisse passer moins de lumière et, par conséquent rend la vision plus difficile pour des éclairages faibles. Notons, en passant, qu'avec l'éclairage 0,8 la distance était la même avec le diaphragme que pour l'œil nu.

K. 7e EXPÉRIENCE. — N° 6 de Jæger.

Eclairages......	0.5	1	5	20	50	100	400	1600	200000
D. avec lunettes.	44	52	67	90	99	100	101	105	108
— sans lunettes.	23	26	29	29	29	29	29	30	30

K. 8e EXPÉRIENCE. — N° 1 de Jæger.

Eclairages..........	0.6	1	5	20	50	100	1000	10000
avec les lunettes...	12	18	35	45	50	52	58	60
— sans les lunettes...	19	20	22	24	25	26	28	28 (1)

(1) Voir pl. VI, n° 1, n

Remarquons ici que, pour les éclairages faibles, l'acuité de l'œil myope est supérieure à celle de la myopie corrigée. Ce fait est facile à comprendre ; puisqu'il s'agit d'un caractère très-petit devant être lu à la faible distance de 19 centimètres, l'œil normal, de même que l'œil armé de lunettes, ne peut pas lire si facilement. Mais il y a encore un autre motif; et c'est pour cela que nous avons fait plus haut nos réserves pour comparer un œil normal avec un œil dont la myopie est corrigée; en effet, les lunettes concaves diminuent la grandeur des images sur la rétine et occasionnent une perte de lumière. Peu sensible pour les éclairages forts, cette diminution est assez importante pour le faible éclairage d'une bougie à un mètre.

K. 9e EXPÉRIENCE. — No 4 de Jæger.

Eclairages......	0.5	1	5	20	50	100	500	1000	10000
D. avec lunettes..	32	42	59	77	84	87	79	88	99
— sans lunettes..	22	24	27	27	29	29	29	29	30

K. 10e EXPÉRIENCE. — No 15 de Jæger (Pl. VI, 15 (1) et 15 n.)

Ici nous avons examiné simplement la vision à l'œil droit nu et avec un diaphragme de 1mm de diamètre.

Eclairages......	0.4	0.5	1	50	20	50	100	1000	5000
D. avec le diaph.	8	10	17	51	66	69	72	94	125
— avec l'œil nu.	26	27	28	28	30	30	30	30	32

Encore ici nous pouvons faire les mêmes remarques que dans les expériences précédentes, c'est que la vision pour l'œil myope reste stationnaire pour des variations d'éclairage assez importants, pour augmenter finalement. Le diaphragme était plus petit dans ce cas que dans l'expérience 6, K.; aussi l'augmentation est-elle bien plus sensible. L'égalité entre les deux résultats eut lieu avec 1,5 à peu près.

K. 11e EXPÉRIENCE. — No 3 de Jæger.

La comparaison a été faite ici entre l'œil gauche recouvert d'un diaphrame de 3 millimètres et les deux yeux.

Eclairages........	0.4	0.5	1	5	20	50	100	500	1000	10000
D. avec le diaph...	19	22	25	27	33	35	35	38	38	40
— yeux nus......	22	25	28	29	31	32	33	33	33	33

Il y avait égalité entre les deux résultats avec l'éclairage de 10 bougies; le diaphragme ayant une ouverture assez notable la différence entre les deux séries de chiffres n'est pas aussi remarquable que précédemment. Nous avons multiplié à dessein les expériences avec les échelles de Jæger pour chercher un rapport quelconque entre les différents numéros et nous n'avons trouvé qu'une grande irrégularité. Il nous reste encore d'autres expériences avec la même échelle donnant tantôt des augmentations, tantôt des diminutions, ce qui ne nous est pas arrivé avec les autres échelles. Ce fait nous paraît s'expliquer par la forme des caractères qui présentent des traits de différentes épaisseurs.

Avec l'échelle de Snellen, nous avons fait trois expériences comparatives.

K. 12e EXPÉRIENCE. — No 3 de Snellen.

Eclairages.	0.4	0.5	1	5	27	50	100	500	1000	4096
D. œil nu.	25	25	28	29	30	30	31	32	32	35
— lunettes	33	41	56	75	93	101	106	126	130	140

La distance indiquée ici pour l'acuité normale est d'environ 98 centimètres; elle a été obtenue avec les lunettes entre 27 et 50 bougies. Les variations assez fréquentes du gaz ne nous ont pas permis, le jour de cette expérience, d'arriver au terme ordinaire de 10,000 bougies. Les nombres 27 et 4,096 frapperont probablement le lecteur, nous les avons choisis pour avoir plus de facilité à tracer nos courbes suivant la racine cubique de l'intensité lumineuse. C'est ce système qui nous a donné les courbes les plus régulières, confirmant jusqu'en un certain point les assertions de Tobias Mayer.

K. 13e expérience. — No 3 1/2 de Snellen.

Eclairages....	0.4	1	5	20	50	100	500	1000	10000
D. œil nu....	26	27	28	29	30	30	30	31	32
— lunettes....	50	70	85	93	97	112	126	134	147

Ici l'acuité normale exige une distance d'environ 114 cent.; elle n'a été obtenue qu'avec un éclairage supérieur à 100 bougies, tandis que plus haut on l'obtenait avec moins de 50 bougies. Un fait encore très-remarquable c'est qu'avec l'éclairage 500 la distance a été la même pour le 3 $^1/_2$ que pour le 3. C'est seulement plus tard en comparant les majuscules de Snellen avec les minuscules que nous avons pu nous expliquer ce fait en admettant un peu moins de soin dans la construction des tables de minuscules. (Voir les deux tracés de la Pl. IX).

K. 14e expérience. — No 8 1/2 de Snellen (Pl. VII.)

Cherchant à comparer l'influence de l'éclairage sur différents degrés de myopie, nous avons lu successivement ce numéro avec les yeux nus, puis avec des lunettes — 48, — 24, — 16, — 12 et — 10.

Voici les résultats que nous avons obtenus :

Eclairages.	0.4	0.5	1	5	20	50	100	480	1600	3200
D. œil nu..	31	33	35	37	41	43	43	47	47	47
— n° 48...	41	43	45	47	50	54	54	58	58	58
— n° 24...	51	53	56	58	60	63	63	70	71	71
— n° 16...	80	81	85	87	91	93	98	104	108	112
— n° 12...	124	128	131	150	177	185	190	220	235	251
— n° 10...	163	183	208	260	—	—	—	—	—	464

En jetant un un coup d'œil sur ce tableau, dont nous avons retracé la courbe (1), on voit immédiatement que l'éclairage a d'autant plus d'influence que la myopie est plus faible.

L'acuité visuelle normale exige ici une distance de 272 centimètres environ; nous ne l'avons obtenue qu'à l'aide des lunettes n° 10 avec un éclairage intermédiaire à 5 et 20 bougies, avec 8 bougies à peu près.

Avec le même éclairage l'acuité varie comme il suit pour les différents degrés de myopie :

Myopie de $\frac{1}{10}$ à peu près $\frac{5}{48}$ acuité $\frac{39}{272}$ = environ $\frac{1}{7}$

Myopie de $\frac{4}{48}$ — $\frac{49}{272} <$ — $\frac{1}{5}$

Myopie de $\frac{3}{48}$ — $\frac{59}{272} <$ — $\frac{1}{4}$

Myopie de $\frac{2}{48}$ — $\frac{89}{272} <$ — $\frac{1}{3}$

Myopie de $\frac{1}{48}$ — $\frac{161}{272} >$ — $\frac{1}{2}$

Myopie de 0 — $\frac{272}{272}$ 1

Voyons, à présent, si les rapports que nous avons trou-

(1) La distance de 464 cent. exigeant un espace trop grand, nous avons divisé les ordonnées en intervalles de 2 centimètres, et encore la distance terminale se trouve en dehors de la planche.

vés entre ces différents degrés de myopie pour l'éclairage 8, existent encore pour un autre éclairage. Prenons comme unité la distance obtenue avec l'éclairage 3,200 à l'aide des lunettes n° 10; nous obtenons les rapports suivants :

Myopie	0 acuité		1
Myopie de $\frac{1}{10}$ à peu près	$\frac{5}{48}$	—	$\frac{47}{464}$ entre $\frac{1}{9}$ et $\frac{1}{10}$
Myopie de	$\frac{4}{48}$	—	$\frac{58}{464}$ — $\frac{1}{8}$
Myopie de	$\frac{3}{48}$	—	$\frac{71}{464}$ entre $\frac{1}{6}$ et $\frac{1}{7}$
Myopie de	$\frac{2}{48}$	—	$\frac{112}{464}$ près de $\frac{1}{4}$
Myopie de	$\frac{1}{48}$	—	$\frac{231}{464}$ plus de $\frac{1}{2}$

Ces rapports, sauf le dernier, sont donc considérablement changés avec la variation de l'éclairage. Nous avons encore une fois la confirmation du fait énoncé plus haut que l'acuité indiquée par les tables ne peut être valable, tout au plus, pour chaque individu, qu'avec un éclairage déterminé.

Comparons maintenant notre acuité avec celle de H, pour le n° 3, de Snellen, par exemple que nous avons lu tous les deux.

Prenons au hasard, comme points de comparaison. l'éclairage 1 et l'éclairage 100.

A l'éclairage 1, l'acuité de H était $\frac{81}{98}$

— la nôtre — $\frac{56}{98}$

Ce qui donne un rapport d'environ 1,4

A l'éclairage 100 l'acuité de H était $\frac{138}{98}$

La nôtre, $\frac{106}{98}$ rapport : 1,3.

Comme ces deux résultats sont assez rapprochés considérons encore un troisième éclairage, pris au hasard, soit 1000.

Avec cet éclairage, l'acuité de H est $\frac{146}{98}$

La nôtre, $\frac{130}{98}$ rapport : 1,04.

Ce qui confirme notre affirmation que les rapports entre les acuités de deux individus ne sont pas constants à tous les éclairages.

Nous trouvons des variations encore bien plus sensibles en comparant les différentes acuités de notre œil nu avec celui de H; puisque dans toutes les expériences avec l'œil myope, l'acuité reste à peu près stationnaire entre 20 et 100 bougies, quelquefois même plus loin.

K. 15e EXPÉRIENCE. — No 3 de Bœttcher.

Eclairages........	0.6	1	5	20	50	100	400	1000	5000
D. Œil nu........	16	24	26	27	27	28	29	29	30
— Lunettes.......	10	14	31	40	41	42	45	50	58
— Diaphr. 1 millim. » à l'œil droit.....	0	0	15	26	30	33	34	34	40

La distance normale étant de 30 centimètres, elle est obtenue avec l'éclairage 5000 pour l'œil nu, avec 5 pour les lunettes, avec 50 pour le diaphragme.

Comparons encore, avec ce numéro, notre acuité et celle de H pour deux éclairages différents.

Avec 5 bougies, notre acuité est $\frac{30}{30}$

Celle de H, $\frac{39}{30}$ rapport : 1,3.

Avec 100 bougies, notre acuité est $\frac{42}{30}$

Celle de H, $\frac{50}{30}$ rapport : 1,6.

Il nous reste encore une question à élucider à ce sujet : le rapport entre les acuités de deux yeux reste-t-il constant pour tous les degrés de l'échelle, avec le même éclairage?

Nous avons vu que, pour le n° 3 de Snellen, lu avec 1 bougie, le rapport entre l'acuité de H et la nôtre était à peu près 1,4. Voyons ce que devient ce rapport pour le n° 3 $^1/_2$.

L'acuité de H était de $\frac{98}{114}$

La nôtre, $\frac{70}{114}$ rapport : 1,4.

Pour l'éclairage 100 le rapport trouvé avec le n° 3 était 1,3.

Avec le 3 1/2, l'acuité de H était $\frac{168}{114}$

La nôtre, $\frac{112}{114}$ rapport : 1,5.

Nous verrons, quand nous aurons rapporté le reste de nos expériences, si ces rapports peuvent être considérés comme constants ; car il faut toujours tenir compte de certaines erreurs probables et inévitables,

Notre quatrième sujet V présente une myopie de $^1/_6$ à l'œil droit et de $^1/_7$ à l'œil gauche. Nous avons donc examiné sa vision avec chacun des deux yeux, avec les deux ensemble et avec des lunettes ; celles-ci portaient le n° 7 pour les deux yeux.

V. 1 EXPÉRIENCE. — No 1 de Jæger lu avec les lunettes no 7 (Pl. VIII.)

Eclairages.	0.4	0.5	1	5	20	50	100	500	1000	10000
Distances.	0	12	17	23	31	40	43	46	49	59

V. 2e EXPÉRIENCE. — No 5 de Jæger avec lunettes (Pl. VIII.)

Éclairages..	0 4	0.5	1	5	20	50	100	400	900	3600
Distances. .	13	19	44	72	91	95	96	103	105	117

V. 3e EXPÉRIENCE. — No 8 de Jæger avec et sans lunettes (V. Pl. VIII, l'exp. avec lunettes.)

Eclairages......	0.4	0.5	1	5	20	50	100	1000	3200	6400
D. avec lunettes.	46	48	60	75	90	95	96	108	111	116
— sans lunettes..	17	20	21	23	28	30	30	—	—	—

Si nous comparons ce tableau avec le précédent, nous voyons qu'avec l'éclairage 3600, le n° 5 s'est lu à un centimètre plus loin que le n° 8, plus fort, avec l'éclairage plus intense de 6400 ; ce qui confirme une fois de plus l'irrégularité que nous avons reprochée aux tables de Jæger. Notons que ce résultat nous a fait rejeter, au début, un assez grand nombre d'expériences que nous avions crues entachées d'inexactitude. Mais la fréquence du fait ne nous laisse plus aucun doute à ce sujet. On le constatera d'une manière plus frappante sur les courbes que nous avons tracées. (Pl. VIII.)

Voici maintenant les expériences indiquant les effets du diaphragme sur l'œil myope.

V. 4e EXPÉRIENCE. — No 15 de Jæger aves un diaphragme de 1 millim. sur l'œil droit.

Eclairages.....	0.5	1	5	30	50	100	500	1000	5000	10000
D. œil droit nu..	18	20	22	24	24	26	33	34	39	44
D. diaphragme..	8	35	68	100	114	129	147	160	171	176

Outre les remarques que nous avons déjà faites à pro pos des expériences analogues de K, nous notons ici pour l'œil myope une augmentation de distance très-grande avec les éclairages intenses. Nous avons surtout constaté ce fait avec des numéros élevés de l'échelle, et il nous semble qu'à partir d'une certaine distance l'œil étant moins fatigué par la proximité de la lumière, n'en recueille que les avantages.

V. 5e EXPÉRIENCE. — No 16 de Jæger, avec l'œil gauche nu et un diaphragme de 2 millimètres. Nous avons noté également quelques distances pour l'œil droit, afin de montrer la différence des deux yeux chez notre sujet.

Eclairages.	0.4	0.5	1	5	15	50	100	500	1000	5000	10000
D. œil gauche nu...	22	23	25	28	30	33	35	41	46	54	60
D. diaphr.	22	26	43	86	108	121	125	140	148	155	172
—œil dr. nu	—	—	24	25	—	—	28				

V. 6e EXPÉRIENCE. — No 18 de Jæger avec l'œil gauche nu et un diaphragme de 3 millimètres.

Eclairag.	0.4	1	5	20	50	100	500	1000	5000	10000	200000
D. œil nu.	30	47	65	74	76	77	86	89	94	95	105
—diaphr.	26	50	76	106	114	116	148	169	174	182	235

Ici encore les éclairages intenses donnent une augmentation sensible, même pour l'œil myope nu. De plus, l'éclairage intense du soleil au mois d'août, évalué à l'aide de notre photomètre à environ 200,000 bougies à 1 mètre, nous donne une augmentation de plus de $^1/_{10}$, par rapport à l'éclairage 10,000.

Il n'est donc pas exact de dire que la clarté diffuse d'un beau jour donne un maximum d'acuité, et que celle-ci diminue avec un éclairage plus intense. Il faut tout simplement, lorsque l'éclairage est intense, empêcher la lumière directe de pénétrer dans l'œil, condition très-facile à obtenir avec l'éclairage solaire.

V. 7e EXPÉRIENCE. — No 2 1/2 de Snellen avec les yeux nus et avec les lunettes no 7 (Pl. IX.)

Eclairages....	0.5	1	8	27	64	100	216	512	1100	2200	4400
Distanc. œil nu.	22	24	26	26	27	28	28	29	31	32	33
— lunettes.	45	53	74	76	84	87	89	97	100	103	104

La distance pour l'acuité normale est d'environ 82 centimètres; elle a été obtenue avec l'éclairage 30; avec l'éclairage 0,4, l'acuité était $^1/_2$. Nous verrons plus loin les rapports qui existent pour les mêmes éclairages entre ces acuités et celles des autres sujets d'expériences.

Désirant savoir s'il y a égalité entre le même numéro des majuscules et des minuscules de Snellen, nous avons prié V. de lire le no 2 $^1/_2$ des majuscules, marqué en chiffres romains.

V. 8e EXPÉRIENCE. — No II I/II de Snellen avec et sans lunettes (Pl. IX.

Eclairages....	0 5	1	8	27	64	100	200	500	1000	2500	5000
D. av. lunettes.	29	39	54	66	71	73	79	83	87	90	93
— œil nu.....	20	21	26	26	27	28	29	30	30	31	33

L'état du gaz ne nous a pas permis de produire pour cette expérience tous les éclairages de l'expérience précédente; mais un simple coup d'œil sur les chiffres indique que les majuscules se lisent beaucoup moins loin que les minuscules du même numéro. Comme nous avons produit beaucoup plus de variations d'éclairage que celles données ici, nous avons pu tracer la courbe comparative de ces deux expériences avec des points de repère assez nombreux. Cette courbe indique encore mieux la différence qui existe entre les majuscules et les minuscules.

Tandis qu'avec les minuscules l'éclairage 30 nous donnait l'acuité normale, ici il faut plus de 250 bougies pour obtenir le même résultat. L'acuité 1/2 n'était obtenue qu'entre une et cinq bougies, au lieu de 0,4 comme dans l'expérience précédente. Comme nous ne sommes parvenus à ce résultat qu'au bout d'un grand nombre d'expériences, les pages de minuscules nous ont plus servi; elles étaient donc moins blanches, et, par conséquent, devaient absorber plus de lumière et se lire moins facilement queles majuscules. Or, c'est précisément le contraire qui est arrivé.

Ce fait est encore constaté par les expériences suivantes :

V. 9e EXPÉRIENCE.

Nous avons placé V..., sans lunettes, à 22 centimètres du livre, et nous lui avons fait indiquer pour chaque éclairage les numéros qu'il pouvait lire.

Pour plus de certitude, nous lui avons fait lire des caractères ou plutôt des mots étrangers, la table anglaise, par exemple, qui lui est moins familière.

Avec l'éclairage 0,4, il lisait jusqu'au 2 1/2 majuscule, et pour lire le 2, il lui fallait un éclairage de 0,6,

Tandis que, pour les minuscules, il lisait le 2 avec 0,4 et même le 1 1/2 avec 0,5. Ainsi, pour le 1 1/2 minuscule, il suffisait d'une clarté moindre que pour le 2 majuscule. Cette expérience, souvent répétée par nous-même, nous a toujours donné les mêmes résultats.

Ainsi, avec l'éclairage 250, nous avons lu le 4 1/2 (min.) italien à 168 centimètres, et le IV I/II (maj.) à 152.

Avec l'éclairage 125, nous avons lu le 4 1/2 à 165 centimètres, et le IV I/II à 147.

Ces faits nous ont donné l'idée de comparer les caractères français avec le même numéro d'une langue peu connue du lecteur. Parmi les langues différentes contenues dans les tables de Snellen, c'est l'anglais qui est le moins familier à V. Nous avons obtenu les résultats suivants :

V. 10e EXPÉRIENCE.

V avait ses lunettes et était placé à 63 centimètres du livre; nous avons commencé par les minuscules.

Numéros lus.	3 1/2	3	2 1/2	2	1 1/2
Eclairage nécessaire pour le français.	0.4	0.6	1	2.5	10
— — l'anglais. .	1	3	5	15	200

V. 11e EXPÉRIENCE. — Lecture de majuscules à 90 cent.

Numéros lùs	4 1/2	3 1/2	3	2 1/2
Eclairage nécessaire pour le français.	1.5	5	150	400
— — l'anglais. .	1.5	50	200	—

Pour pouvoir lire le 2 1/2 anglais, V a été obligé de se rapprocher à 70 centimètres. Le soir de l'expérience un accident nous a empêché de nous servir du gaz, de sorte que nous n'avons pas pu disposer d'un éclairage de plus de 400 bougies.

V. 13e EXPÉRIENCE. — No 20 de Bœttcher avec et sans lunettes.

Les quelques expériences que nous avions faites avec les tables de points de Bœttcher nous ont fait remarquer un léger inconvénient. Il arrive souvent que le lecteur peut compter les points, et par conséquent distinguer leurs intervalles sans reconnaître très-nettement la forme de ces points. Afin que nos expériences soient aussi complètes que possible, nous avons voulu voir la différence qui existe entre les deux manières de distinguer ces tables.

Eclairages . . .	0.5	1	8	27	64	100	500	1000	5000	10000
D. vision nette.	42	58	79	86	93	97	112	115	120	121
— moins nette.	73	92	111	114	120	129	137	146	155	163
— œil nu. . . .	22	23	25	25	26	27	29	30	32	34

Ici, V n'a pas pu arriver à l'acuité normale, même pas en considérant le degré de perception le plus facile ; mais il en est tellement éloigné pour la perception nette, que nous croyons celle-ci non exigible pour les tables de Bœttcher.

Passons aux expériences E. Le sujet présente une myopie de $^1/_6$, et porte les lunettes correctrices de sa myopie.

E. 1re expérience. — N° 4 1/2 de Snellen avec et sans lunettes.

Eclairages.	0.4	0.5	1	8	27	64	100	500	1000	5000	10000
D. av. lun.	49	69	87	109	127	144	153	184	191	207	209
— œil nu.	28	29	31	35	40	40	42	45	46	49	49

La distance normale est d'environ 147 centimètres ; elle est à peu près obtenue avec 64 bougies. Avec l'œil myope, nous trouvons toujours la période stationnaire entre 20 et 100, puis une augmentation consécutive.

E. 2e expérience. — No 3 1/2 de Snellen avec les lunettes.

Eclairages. . . .	0.5	1	8	27	64	100	540	1000	3200	10000
Distances. . . .	46	56	91	109	119	126	150	158	175	179

L'acuité normale exigeant une distance d'environ 114 centimètres, elle a été obtenue avec un éclairage rapproché de 64, ce qui s'accorde avec les résultats ci-dessus. Mais, tandis qu'ici le résultat de l'éclairage 0,5 est presque double à l'éclairage 8, plus haut le double n'est obtenu qu'à l'éclairage 27.

Ici l'acuité est un peu inférieure à $^1/_2$ pour l'éclairage 1; tandis que, dans l'expérience précédente, le même éclairage rend l'acuité notablement supérieure à $^1/_2$.

E. 3e EXPÉRIENCE. — No II $^1/_{11}$ de Snellen avec et sans lunettes (Pl. X.)

Eclairages..	0.4	0.5	1	5	27	64	100	1000	2500	5000
D. lunettes.	24	29	34	55	80	86	87	97	101	106
— œil nu. .	29	31	33	36	39	40	40	42	43	44

L'acuité normale, d'après l'indication, exigerait ici une distance de 82 centimètres environ; elle a été dépassée avec l'éclairage 40. Si nous comparions donc cette expé rience aux précédentes, nous trouverions, contrairement aux assertions énoncées plus haut, que les majuscules se lisent mieux. Mais nous sommes certain qu'avec le 2 $^1/_2$ minuscule, l'acuité normale aurait encore été atteinte plus vite. Malheureusement E étant très-occupé depuis, nous n'avons pas pu le revoir pour vérifier le fait. D'ailleurs, nous verrons plus loin que les résultats de cette expérience paraissent un peu exagérés.

E. 4e EXPÉRIENCE. — No 7 1/2 (maj.) de Snellen avec lunettes.

Eclairag.	0.4	0.5	1	8	27	64	100	512	1000	5000	10000
Distances	72	96	123	182	199	221	231	280	306	326	337

L'acuité normale exige ici une distance de 244 centimètres environ; elle n'a été obtenue qu'avec un éclairage supérieur à 200 bougies. A l'éclairage 1, l'acuité était très-peu supérieure à $^1/_2$. Le résultat de l'éclairage 0,5 n'a été doublé qu'avec 14 bougies. Nous voyons donc partout que la distance ne varie pas proportionnellemen aux distances indiquées comme normales, et que, tout en ayant des augmentations plus grandes pour le nº 3, par exemple, que pour le n° 1 1/2, les nombres fournis par le premier ne sont pas toujours doubles de ceux fournis par le second.

Ainsi le rapport de 2,5 à 7,5 est comme 1 : 3. Ce rapport nous est fourni par E, avec l'éclairage 0,4. En effet, il a lu avec cet éclairage, le n° II I/II à 24 centimètres,

le n° VII I/II, à 72 centim.

Mais, tandis que pour le n° II I/II, cette distance est triplée avec l'éclairage 15, pour le n° VII I/III, elle n'est triplée qu'au delà de l'éclairage 64.

Jusqu'à présent, l'augmentation relative était plus forte pour le n° II I/II que pour le VII I/II, à mesure que nous augmentons l'éclairage, nous allons observer le contraire. Ainsi, pour l'éclairage 5000, l'acuité pour le n° VII I/II, est à celle obtenue avec le n° II I/II, comme 434 : 424.

E. 5e EXPÉRIENCE. — No 20 de Bœttcher avec lunettes.

Eclair..	0.4	0.5	1	8	27	64	100	512	1000	5000	10000
Dist. .	93	100	115	180	208	223	234	289	304	317	331

La distance de l'acuité normale est un peu dépassée avec l'éclairage 27 ; elle est réduite à moitié avec l'éclairage 0,5. Ce résultat est analogue à celui de l'expérience 1,E. Mais ici nous atteignons l'acuité 1 $^1/_2$ avec 1000 bougies, tandis que dans l'expérience 1,E le même éclairage donnait une acuité peu supérieure à 1 $^1/_3$.

CHAPITRE X.

EXAMEN DES STRABIQUES.

Augmentation d'acuité produite par l'exercice chez un strabique. — Cette augmentation est examinée avec des éclairages déterminés, ce qui rend les résultats comparables entre eux.

EXPÉRIENCE *L*.

Le sujet *l* est strabique et ne s'est servi pendant longtemps que d'un seul œil, l'œil droit; aussi l'œil gauche a-t-il considérablement affaibli sa faculté visuelle. Le 27 septembre, cet œil était, en outre, affecté de photophobie, de telle sorte qu'à partir de l'éclairage 500, il survenait souvent de l'éblouissement. Les deux courbes (Pl. XI) sont fournies par la lecture du XXX de Snellen le 1er octobre et le 8 du même mois.

Le 27 septembre, *l* nous a donné les résultats suivants :

8 1/2 de Snellen. Distance normale: 276 centimètres.

Eclairages. . . .	0.5	0.7	1	8	15	27	100	1000
Distances. . . .	0	7	7	9	9	9	10	15

Acuité à l'éclairage, 100, $\frac{10}{276} = 0{,}03$.

LXX de Bœttcher. Distance normale : 700 centimètres.

Eclairages. . .	25	50	100	250	1000	2500
Distances. . .	34	37	39	32	35	22

Acuité à l'éclairage 100, $\frac{39}{700} = 0{,}05$.

Le 1er octobre, XXX de Snellen. Distance normale : 975 centim.

Eclairages. . .	0.4	0.5	1	5	8	15	27	64	100	250	500	5000
Distances. . .	35	36	38	39	40	41	42	47	49	52	55	59

Acuité à l'éclairage 100, $\frac{49}{975} = 0{,}050$.

Le 8 octobre, nous avons obtenu les résultats suivants :

XXX de Snellen. Distance normale : 975 centimètres.

Eclairages. .	0.4	0.5	1	5	8	27	64	100	250	500	1000	5000
Distances. .	35	44	44	46	48	49	52	54	57	59	63	70

Acuité à l'éclairage 100, $\frac{54}{975}$ — 0,055.

l a donc gagné en huit jours 5 millièmes d'acuité visuelle à l'éclairage 100. A l'éclairage 5000, il a gagné plus du double; tandis qu'aux éclairages faibles, excepté 0,4, les bénéfices varient de 5 à 8 millièmes.

EXPÉRIENCES *G.*

G... est soigné depuis deux mois par M. Javal pour l'état visuel suivant : — 16 ; 120° + 24 + 10, la détermination sur OD très-douteuse.

Voici les résultats qu'il nous a fournis en lisant avec l'œil droit.

Le 3 novembre, 1re expérience G. N° L Snellen.

Eclairages. .	0.4	0.5	1	8	27	64	100	200	400
Distances. .	62	66	84	90	101	116	121	124	138

Son acuité à l'éclairage 1 est de 0,05;
— — 400 — 0,08.

La lecture du XXX Snellen est impossible.

Le 17 novembre, 2e expérience G. N° L Snellen.

Eclairages. .	0.4	0.5	1	8	27	64	100	200	400
Distances. . .	84	99	119	136	159	177	181	198	206

Acuité avec 1 bougie : 0,07;
— 400 — 0,12.

Ainsi, dans 15 jours, G. a gagné 2 centièmes d'acuité visuelle avec l'éclairage 1, et 4 centièmes avec l'éclairage 400.

L'augmentation de son acuité visuelle s'est encore manifestée par la possibilité de lire le XXX Snellen.

17 novembre, 3e expérience G. XXX Snellen.

Eclairages. .	0.4	1	8	27	64	100	200	400
Distances. . .	34	52	80	94	108	114	116	119

Les résultats de cette expérience s'accordent assez bien avec ceux de la précédente. En effet, l'acuité visuelle de G pour le n° XXX, est :

Avec l'éclairage	1, de. . .	0,07
—	400, de. . .	0,12

CHAPITRE XI.

EXAMEN DES ASTIGMATES.

C. présente les affections suivantes :

$$10^{\circ} - 8 - 12 ;\ 25_{o} - 10 + 48$$

Voici les résultats que nous obtenons le premier jour où il porte ses lunettes.

1re EXPÉRIENCE *C*.

Le 15 septembre. N_0 3 de Snellen. Distance normale : 97 centim. (Pl. XII).

Eclairages. . .	0.4	0.7	1	8	27	64	100	200	1000	6000
Distances. . .	0	10	14	26	28	32	33	35	36	44

Acuité à l'éclairage 100, $\frac{33}{97} = 0,34$.

2e EXPÉRIENCE *C*.

N° 8 1/2 de Snellen. Distance normale : 276 centimètres.

Eclairages. . . .	2	20	100	1000
Distances. . . .	60	65	74	83

Acuité à l'éclairage 100, $\frac{74}{276} = 0,26$.

3e EXPÉRIENCE *C*.

Le 17 septembre. N° 3 de Snellen (Pl. XII).

Eclairages. . .	0.4	0.7	1	8	27	64	100	1000	3600
Distances. . .	0		14	16	27	32	36	36	44	50

Acuité à l'éclairage 100, $\frac{36}{97} = 0{,}37$.

C donc a gagné, avec ses lunettes, 3 centièmes d'acuité visuelle en deux jours.

4e EXPÉRIENCE *C*.

Le 22 septembre. N° 3 de Snellen (Pl. XII).

Eclairages. . .	0.4	0.7	1	8	27	64	100	1600	3200
Distances. . . .	16	18	20	29	40	42	44	53	55

Acuité à l'éclairage 100, $\frac{44}{97} = 0{,}45$. Dans ces cinq jours, C. a gagné 8 centièmes d'acuité, ce qui fait, en une semaine, 11 centièmes. Ce qui prouve, contrairement à une assertion accréditée, que l'emploi des lunettes augmente le pouvoir visuel des yeux, même lorsqu'on vient à le cesser.

Le même jour, nous avons obtenu avec le 8 1/2 de Snellen les résultats suivants :

5e EXPÉRIENCE *C*.

Eclairages. . .	0.4	1	2	27	100	1000	5000
Distances . . .	69	84	87	108	117	125	130

Acuité avec l'éclairage 100, $\frac{117}{276} = 0{,}42$.

Avec ce n°, C a donc gagné en huit jours 16 centièmes d'acuité, le double de ce qu'il a gagné avec le n° 3. Preuve évidente que les variations de l'acuité ne sont pas proportionnelles aux divisions de l'échelle, comme nous l'avons d'ailleurs souvent constaté.

EXPÉRIENCES *L.* — Résultats obtenus avec les deux yeux différents de *L*, et avec les lunettes.

L. a présenté à M. Javal l'état visuel suivant :

$$5^{\circ} + 10; 10^{\circ} + 10 + 36$$

Les résultats sont obtenus avec le 4 1/2 de Snellen (Pl. XIII).

La distance normale indiquée pour ce numéro étant de 146 centimètres, nous avons pu considérer 15 centimètres comme étant un dixième d'acuité. Les ordonnées indiquent donc l'état de l'acuité par dixièmes approximativement, tout en étant divisées par 15 centimètres.

Éclairages. . . .	0.4	1	8	27	64	100	1000	5000	10000
D. œil droit. . .	0	0	23	29	29	32	38	41	44
D. œil gauche. .	24	28	33	34	36	37	41	44	45
D. avec lunettes.	45	50	74	86	87	88	101	109	116

On voit par ces nombres que l'œil droit a besoin de plus de clarté que l'œil gauche, ce qui lui donne une acuité inférieure. La distance où la lecture commence à être possible est égale pour les deux yeux, mais les éclairages sont différents. A partir de ce point, les variations sont à peu près les mêmes jusqu'à l'éclairage intense de 10000 bougies où la différence des deux yeux finit par devenir à peu près insensible. A cet éclairage, l'œil gauche possède une acuité de $^{3}/_{10}$ et l'œil droit n'en diffère que par $^{1}/_{150}$.

Si nous examinons, à présent, les variations de l'acuité visuelle de L avec l'éclairage, nous obtenons les résultats suivants :

Œil droit. — L'acuité la plus faible est d'environ 0,15 avec l'éclairage 8; cette acuité est de 0,2 à l'éclairage 64, de 0,3 à l'éclairage 10000; elle a donc doublé de l'éclairage 8 à l'éclairage 10000.

Des augmentations de 5 centièmes d'acuité ont été produites en faisant varier les éclairages de 8 à 64, de 64 à 1000 et de 1000 à 10000.

Œil gauche. — Avec 8 bougies, l'acuité est un peu supérieure à 2 dixièmes; elle est de 2 dixièmes et demi à l'éclairage 200 et de 3 dixièmes à l'éclairage 10000.

Lunettes. — Dans cette expérience, l'éclairage faible de 0,4 donne la même acuité de 3 dixièmes que l'éclairage 10000 pour les yeux nus. Cette acuité est plus que doublée par l'éclairage 10000. Elle est de 4 dixièmes à l'éclairage 7; de 5 dixièmes à l'éclairage 10; de 6 dixièmes à l'éclairage 250; de 7 dixièmes à l'éclairage 3000 et près de 8 dixièmes à l'éclairage 10000.

Détermination des nos de l'échelle de Jæger et de Bœttcher lus avec le même éclairage. Lecteurs V, a, T, Z.

V. lit le 2 de Snellen, à la distance normale de 65 centimètres avec l'éclairage de 100 bougies.

Avec le même éclairage, il lit	le 4	de Jæger	à 70	cent.
—	le 3	Jæger	à 62	—
—	le 7	Jæger	à 88	—
—	le 8	Jæger	à 112	—
—	le 3 1/2	Snellen	à 108	—
—	le 7	Bœttcher	à 72	—
—	le 10	Bœttcher	à 105	—

Quoique le 3 $^1/_2$ de Snellen exige une distance d'environ 114 centimètres, nous pouvons, grâce aux résultats presque exacts de la lecture de Bœttcher et du 2 de Snellen, considérer l'éclairage de 100 bougies comme donnant à V l'acuité normale.

Les nos de Jæger que nous avons fait lire ne nous indiquent qu'un rapport approximatif entre cette échelle et les autres.

H. lit le 4 1/2 de Snellen à la distance normale de 1m,46; avec l'éclairage, 3,5.

Avec le même éclairage, il lit le 15 de Bœttcher à 1m,65.
— le 10 de Jæger à 1m,51.

Nous pouvons donc considérer l'éclairage 3,5 comme

donnant à H l'acuité normale. Il est vrai qu'il lui suffit d'un éclairage de 0,7 pour lire le 15 de Bœttcher à la distance indiquée de 150 centimètres ; mais nous avons déjà remarqué que les chiffres de Bœttcher sont un peu trop faibles pour la réduction du pied en décimètres. Les autres expériences faites avec H nous ont également donné pour son acuité normale un éclairage à peu près moyen entre 1 et 5.

a. lit le 15 de Bœttcher, avec l'éclairage, 20, à 162 cent.
— le 4 1/2 de Snellen, — à 149 —
— le 10 de Jæger, — à 150 —

Son acuité pour être normale exige donc un éclairage de 20 bougies.

T. lit le 15 de Bœttcher, avec 20 bougies, à 146 cent.
— le 4 1/2 de Snellen, — à 111 —
— le 10 de Jæger, — à 112 —

Il a besoin de 30 bougies à peu près pour lire à la distance normale.

Z... est très-myope; nous n'avons pas eu l'occasion d'examiner attentivement l'état de ses yeux, vu qu'il n'a pu nous consacrer qu'une seule et très-courte séance.

Avec 20 bougies, il lit le 15 de Bœttcher à 35 centimètres.
— — 4 1/2 de Snellen à 32 —
— — 10 de Jæger à 29 —

Ainsi, tandis que les quatre autres lecteurs ont donné pour le 10 de Jæger un nombre intermédiaire aux résultats fournis par le 15 de Bœttcher et le 4 $^1/_2$ de Snellen, Z lit moins bien le premier. Cette circonstance, ajoutée à tant d'autres dont nous avons parlé, prouve l'irrégularité de la table de Jæger.

Nous voyons, à présent, que tous nos lecteurs ont pu être amenés à l'acuité normale et, chose remarquable, que presque tous les numéros de Snellen et de Bœttcher leur donnaient sous ce rapport le même résultat approximatif. La seule condition par laquelle ils diffèrent c'est la quantité de lumière nécessaire à chacun d'eux pour obtenir ce résultat. Si tous les éclairages donnaient les mêmes rapports d'acuité entre les différents lecteurs, ou au moins pour le même lecteur avec les différents numéros de chaque échelle, la condition nécessaire et suffisante d'une bonne investigation serait l'adoption d'un éclairage fixe et déterminé par tous les oculistes. Malheureusement il n'en est pas ainsi; nous avons vu plus haut qu'un éclairage donnant une certaine acuité pour un numéro de l'échelle est loin de la procurer pour un autre numéro de la même échelle. Il nous reste donc un seul espoir, c'est de trouver un éclairage tel qu'il nous fournisse pour chaque numéro un rapport constant entre deux lecteurs. Nous avons commencé cette recherche avec succès à l'aide des expériences H et K; il nous semble utile de la continuer ici avec les autres expériences.

Acuités de V comparées à celles de H.

ÉCLAIRAGE 1 bougie.

N° 1 de Jæger.	Distance pour	V. 17;	pour H. 19	Rapport :	0,89
N° 5 de Jæger.	—	V. 44;	— H. 68	—	0,64
N° 8 de Jæger.	—	V. 66;	— H. 120	—	0,50
N° 2 1/2 Snellen.	—	V. 53;	— H. 71	—	0,74

ÉCLAIRAGE 100 bougies.

N° 1 de Jæger.	d. V. = 43;	d. H. = 47	R. = 0,91
N° 5 de Jæger.	d. V. 96;	d. H. = 134	R. = 0,71
N° 1 de Jæger.	d. V. = 95;	d. H. = 203	R. = 0,46
N° 2 1/2 de Snellen.	d. V. = 87;	d. H. = 125	R. = 0,69

Nous voyons ici, comme nous l'avons répété souvent, que les rapports varient notablement avec l'éclairage. Cependant les résultats de l'éclairage 1 sont beaucoup plus concordants que ceux de l'éclairage 100.

La comparaison entre l'acuité H et l'acuité K rend cette concordance encore plus sensible.

ÉCLAIRAGE 1.

N° 1 de Jæger.	d. H. = 19;	d. K. = 18	R. = 1,05
N° 6 de Jæger.	d. H. = 73;	d. K. = 52	R. = 1,4
N° 3 de Snellen.	d. H. = 81;	d. K. = 56	R. = 1,4
N° 3 1/2 de Snellen.	d. H. = 98;	d. K. = 70	R. = 1,4
N° III de Bœttcher.	d. H. = 24;	d. K. = 14	R. = 1,6

On peut donc dire que, dans les cinq expériences, le rapport de d.H à d.K est à peu près constamment 1,4.

ÉCLAIRAGE 100.

N° 1 de Jæger,	d. H. = 47;	d. K = 51;	Rapp. = 0.9
N° 6 de Jæger,	d. H. = 140;	d. K = 99;	Rapp. = 1.4
N° 3 Snellen,	d. H. = 138;	d. K = 106;	Rapp. = 1.3
N° 3 1/2 Snellen,	d. H. = 168;	d. K = 112;	Rapp. = 1.5
N° de Bottcher,	d. H. = 50:	d. K = 42;	Rapp. = 1.2

Ces rapports sont moins constants qu'avec l'éclairage 1. Un fait qui nous a frappé c'est que, pour le n° 6 de Jæger, le rapport a présenté un très-grand constance; ainsi avec l'éclairage 20 nous avons les résultats suivants :

d. H. 12 6; d. K = 90 — Rapp. = 1.4

tandis que pour le 3 de Snellen, avec l'éclairage 20, le rapport est de 1,3 et pour le 3 *l* avec le même éclairage, nous obtenons 1,5. Ces deux rapports sont égaux à ceux que nous avons obtenus pour l'éclairage 100.

Nous allons maintenant comparer successivement à

l'acuité de K les acuités de V et de E avec les trois éclairages 1,20 et 100. Nous verrons ainsi quel est de ces trois éclairages celui que présente les rapports les plus constants. Nous verrons, en outre, si les divergences entre les résultats que nous avons obtenus pour les différents éclairages, peuvent être attribuées à des erreurs d'expérience.

Rapports des distances de V. aux distances de K.

ÉCLAIRAGE I.

No 1 de Jæger	d. V.=17;	d. K.=18;	Rapp.=0.9
No 15 de Jæger (œil droit nu).	d. V.=20;	d. K.=28;	R. =0.7
No 15 de Jæger (diaph. de 1mm).	d. V.=35;	d. K.=17;	R. =2
No 21 1/2 de Snellen	d. V.=53;	d. K.=55;	R. =0.9
No 20 de Bœttcher	d. V.=92;	d. K.=36;	R. =0.6
No 11 1/11 de Snellen	d. V.=39;	d. K.=28;	R. =1.3

ÉCLAIRAGE 20.

No 1 de Jæger	d. V.= 31;	d. K.= 43;	Rapp. =0.7
No 15 de Jæger (œil nu)	d. V.= 23;	d. K.= 29;	R. =0.7
No 15 — (avec diaph.)	d. V.= 91;	d. K.= 66;	R. =1.3
No 2 1/2 de Snellen	d. V.= 75;	d. K.= 99;	K. =0.7
No 20 de Bœttcher	d. V.=115;	d. K.=210;	R. =0.5
No 11 1/11 de Snellen (maj.)	d. V.= 65;	d. K.= 65;	R. =1

ÉCLAIRAGE 100.

No 1 de Jæger,	d. V. 43;	d. K. 51.	Rapport, 0,8
15 (œil nu)	— 26;	— 29.	— 0,8
2 1/2 Snellen,	— 87;	— 105.	— 0,8
XX de Bœttcher,	— 129;	— 248.	— 0,5
1/11 de Snellen,	— 73;	— 85.	— 0,8

Dans le cas présent, c'est donc l'éclairage 100 qui produit la plus grande constance dans les résultats. Cependant comme l'acuité visuelle est toujours exprimée par une fraction, les différences de 1 à 2 dixièmes que nous trouvons ici sont encore diminuées par le dénominateur de la fraction qui exprime l'acuité visuelle. Aussi pouvons-nous et surtout devons-nous recommander pour l'examen de l'acuité visuelle, un éclairage fixe et déterminé. Celui qui nous paraît le plus propre à ces examens est d'environ 25 à 100 bougies. Outre qu'il est facile à établir soit avec une bougie, soit avec le gaz ordinaire qui ne dépasse pas la valeur de 25 bougies et qui ne l'atteint pas toujours, cet éclairage ne gêne pas les yeux faibles et par conséquent n'amène pas d'inexactitudes par cause d'éblouissement.

Dans le tableau comparatif des acuités V et K nous avons intercalé des résultats obtenus à l'œil nu. Or V présente une myopie d'environ $^1/_7$ et K une myopie de $^1/_{10}$; il est remarquable que le résultat de cette comparaison donne le rapport inverse pour l'acuité, principalement avec les éclairages de 1 et de 20 bougies. Le même fait ne se produit pas avec un autre myope E.

Comparaison des distances de E et de K.

ÉCLAIRAGE 1.

N° 3 1/2 de Snellen,	d. E.	56;	d. K.	70.	Rapport,	0,8.
II 1/II	—	45;	—	28.	—	1,6.
VII 1/II	—	123;	—	139.	—	0,8.
XX de Bœttcher,	—	115;	—	136.	—	0,8.

ÉCLAIRAGE 20.

3 1/2	d. E.	91;	d. K.	93.	Rapport,	0,9.
II 1/I	—	75;	—	65.	—	1,1.
VII 1/II	—	195;	—	212.	—	0,9.
XX B.	—	205;	—	210.	—	0,9.

ÉCLAIRAGE 100.

N° 3 1/2 de Snellen,	d. E. 126;	d. K. 112.	Rapport,	1,1.
II 1/II —	— 87;	— 85.	—	1,0.
VII 1/II —	— 231;	— 249.	—	0,9.
XX de Bœtcher,	— 234;	— 248.	—	0,9.

Nous n'avons pas hésité à mettre sous les yeux du lecteur des chiffres qui résultent évidemment d'une erreur d'expérience, soit que le sujet nous ait donné des résultats inexacts, soit que nous ayons nous-même commis quelque maladresse dans le déplacement de la lumière. Si nous regrettons vivement ces inexactitudes, nous sommes heureux d'un autre côté de voir la concordance des principaux résultats qui nous portent à croire à la complète exactitude de la plupart de nos expériences.

CONCLUSIONS.

De tous ces faits, il résulte que l'acuité visuelle recherchée à l'aide des échelles de lettres, de lignes ou de chiffres éprouve des variations notables sous l'influence de l'éclairage.

Un fait déjà démontré par les expériences de de Haan, c'est que l'acuité notée comme normale n'est pas le maximum. Ce fait ressort avec évidence de nos expériences H. Or, il serait logique d'appeler normale l'acuité d'un œil sans défaut de réfraction ni d'accommodation à son maximum d'acuité ou au moins vers l'âge de 20 ans, époque de la conscription où la décroissance de l'acuité n'est pas encore notable. Notre sujet H s'est trouvé dans ces conditions et nous avons vu avec quels faibles éclairages il parvenait à l'unité d'acuité.

Si donc nous voulions choisir un éclairage tel que cette acuité normale examinée avec les tables donnerait pour résultat $v = 1$, il faudrait ne pas dépasser 5 bougies. Cet éclairage aurait de trop grands inconvénients; car il serait beaucoup trop faible pour des yeux amétropes et tout à fait impraticable dans l'héméralopie. Il est vrai que dans un grand nombre de cas, l'examen pourrait encore se faire avec ce faible éclairage au moyen des numéros très-élevés de l'échelle typographique. Mais plus les caractères choisis sont petits, plus nous nous rapprochons du principe même de l'acuité visuelle et, d'un autre côté, comme l'ont amplement démontré nos expériences comparatives, les résultats des différents numéros d'une échelle sont d'autant plus concordants que ces numéros sont moins élevés dans la série.

Aussi l'éclairage doit-il être assez fort pour permettre d'examiner le plus de cas possible avec les numéros faibles. D'un autre côté, la myopie, comme nous l'avons vu, et l'héméralopie, comme il est facile de la comprendre, présentent des résultats moins nets lorsque l'éclairage est intense. Il est donc de toute utilité de ne pas dépasser l'éclairage 100 où, dans toutes nos expériences, l'acuité du myope recommence à augmenter après être restée stationnaire depuis 20 ou 25 bougies. Ces raisons nous engagent à proposer comme éclairage uniforme pour la recherche de l'acuité visuelle, la clarté de 25 à 50 ou même 100 bougies; mais nous n'avons pas besoin de répéter que le choix de cet éclairage uniforme est tout à fait indispensable pour obtenir des données comparables.

Si maintenant nous résumons nos principaux résultats pratiques, nous arrivons aux indications suivantes:

1° Il est indispensable d'avoir un éclairage déterminé

2° L'intensité de cet éclairage doit être indiquée en même temps que le degré d'acuité de l'individu examiné.

3° L'éclairage qui nous semble le plus convenable serait de 25 à 100 bougies types anglaises.

4° Les tables les meilleures, quant à présent, sont celles de Snellen, de Giraud-Teulon et de Bœttcher.

5° Pour les tables de Snellen, il faut n'employer que les majuscules seules ou les minuscules seules; les numéros correspondants de ces deux parties de la table ne donnant pas les mêmes résultats.

6° Les tables de Jæger sont de beaucoup inférieures aux précédentes, tant par le défaut d'une base déterminée que par l'irrégularité de la graduation. Ces tables ne présentent pas de rapport fixe avec les autres.

7° La détermination de l'acuité visuelle d'un individu avec un éclairage fixe peut servir inversement à mesurer la clarté; il suffirait pour cet effet de diminuer la lumière daus une proportion calculable jusqu'à ce que l'on obtienne l'acuité par laquelle on a fixé l'éclairage (1).

(1) M. Javal nous a proposé d'employer, pour cette mensuration, un système de prismes de Nicol ou deux prismes cendrés égaux qui glisseraient l'un sur l'autre en sens inverse, de manière à absorber des quantités de lumière croissantes et déterminables.

EXPLICATION DES PLANCHES

Voir, pour les systèmes graphiques, p. 60 et suiv.

Pl. I. Tracé de la 7e expérience H. (p. 68). Les nombres marqués aux ordonnées indiquent des centimètres; chaque division des abscisses représente une intensité lumineuse de 500 bougies.

Pl. II. La courbe H. Sn. 1 1/2 représente la même expérience tracée suivant les distances de la bougie indiquées par les abcisses. La courbe J. représente les intensités lumineuses correspondantes, en considérant les nombres marqués aux ordonnées comme exprimant des centaines de bougies.

Pl. III. Même expérience tracée suivant les racines carrées des intensités lumineuses marquées aux abcisses dont chaque division représente cinq subdivisions.

Pl. IV. La courbe Sn. 1 1/2 représente la même expérience tracée suivant les racines cubiques des intensités lumineuses qui sont marquées aux abcisses. La courbe j. 3, représente la 2e Exp. H. (p. 65). La courbe marquée *Bougie* représente les distances correspondantes de la bougie; enfin, pour la courbe de l'*intensité lumineuse*, chaque division des ordonnées représente 500 bougies.

Pl. V. La courbe 3 1/2 Sn. représente la 11e Exp. H. (p. 70).
3 Sn. est le tracé de la 10e Exp. H. (p. 69).
2 Sn. celui de la 8e Exp. H. (p. 69).
B représente celui de la 12e Exp. H. (p. 71).
III (1) g celui de la 14e Exp. H. (p. 72).

Pl. VI. 15(1) est le tracé de la 10e Exp. K. avec diaphragme (p. 77).
15 n. celui de la 10e Exp. K. à l'œil nu (p. 77).
20 n. celui de la 3e Exp. K. (p. 74).
16 n. celui de la 5e Exp. K. avec l'œil myope (p. 75).
1 n. celui de la 8e Exp. K. sans lunettes (p. 76).

Pl. VII. Tracées de la 14e Exp. K. (p. 80). La courbe *n* représente la vision à l'œil nu ; les autres courbes sont désignées par les nos des lunettes avec lesquelles elles ont été obtenues.

Pl. VIII. La courbe 1j. représente la 1re Exp. V. (p. 84).
8j. — la 2e Exp. V. (p. 84).
5j. — la 3e Exp. V. avec lunettes (p. 84).

Pl. IX. Sn. 2 1/2 représente la 7e Exp. V. avec lunettes (p. 86).
Et Sn. II 1/11 — la 8e Exp. V. avec lunettes (p. 86).
La troisième courbe de cette planche représente les distances de la bougie.

Pl. X. Tracé de la 3e Exp. E. La courbe 6 représente la vision avec lunettes et la courbe *m* la vision à l'œil nu. La troisième courbe représente les déplacements de la bougie.

Pl. XI. Les courbes XXX Sn. 1er oct. et 8 oct., représentent deux expériences *l* (p. 92 et 93).

Pl. XII. 1re, 3e et 4e expériences *c* (p. 94 et 95).

Pl. XIII. Exp. *L* (p. 96), *o. d.* œil droit ; *o. g.* œil gauche.

TABLE DES MATIÈRES.

Préface 5
Chapitre Ier. — De la vision distincte 9
Chapitre II. — De l'acuité visuelle 12
Chapitre III. — Limites de l'acuité visuelle 13
Chapitre IV. — Perception des différences d'éclairage 21
Chapitre V. — Procédés photométriques 25
Chapitre VI. — Procédés de mensuration de l'acuité visuelle 48
Chapipre VII. — Influence de l'éclairage sur l'acuité visuelle 57
Chapitre VIII. — Expériences avec des yeux normaux 60
Chapitre IX. — Expériences avec les yeux myopes 73
Chapitre X. — Examen des strabiques 92
Chapitre XI. — Examen des astigmates 94
Conclusions 103

A. Parent, imprimeur de la Faculté de Médecine, rue Mr-le-Prince, 31.

Pl.I

H. 1 ½ Sn.
110
100
90
80
70
60
50
40
30
20
10
0
500
1000
2000
3000
4000
5000
6000
7000
8000
9000
10000

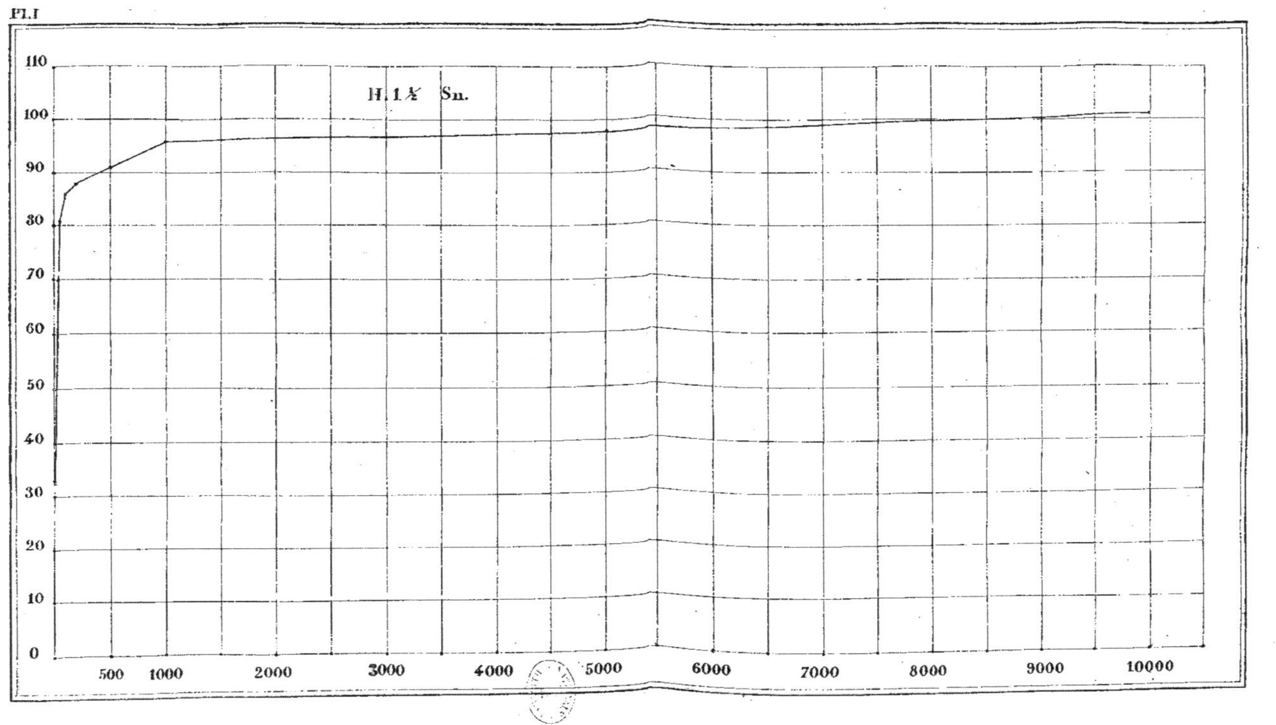

Pl. II

H. 1 ½
H. Sn 1 ½
J
110
100
90
80
70
60
50
40
30
20
10
0
190
180
170
160
150
140
130
120
110
100
90
80
70
60
50
40
30
20
10
0

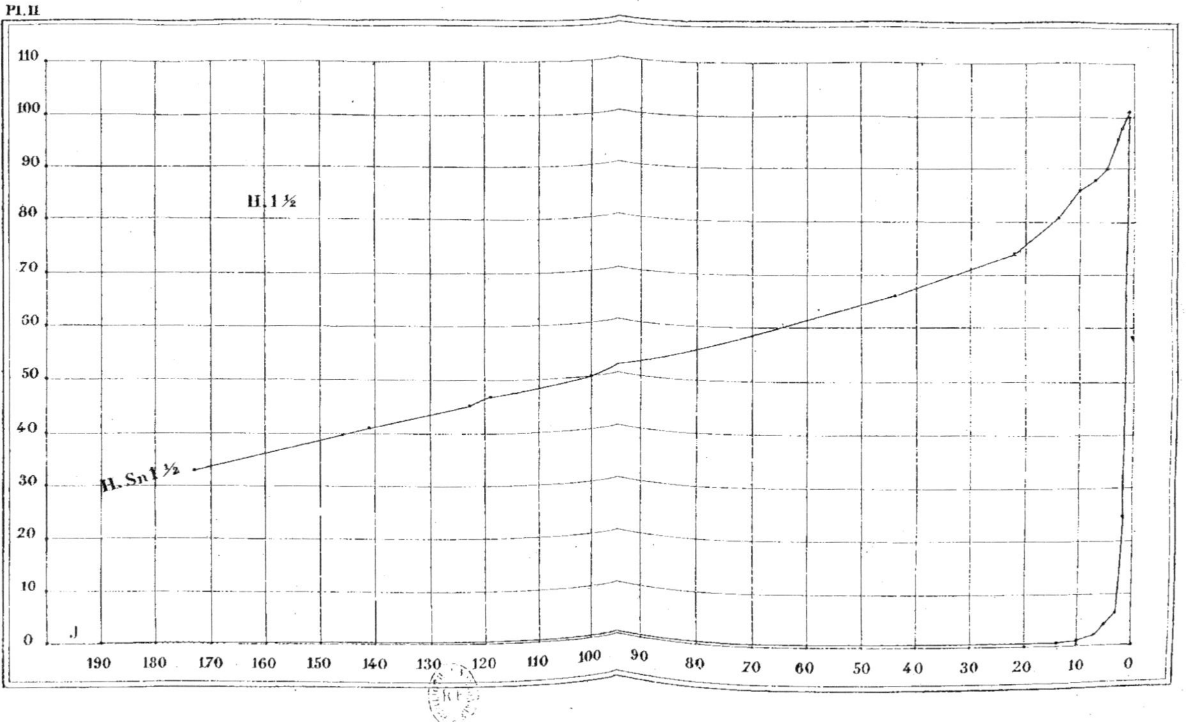

Pl. III

110
100
90
80
70
60
50
40
30
20
10
0
1
25
100
225
400
625
900
1600
2500
3600
4900
6400
8100
10000
H 1½ Sn.

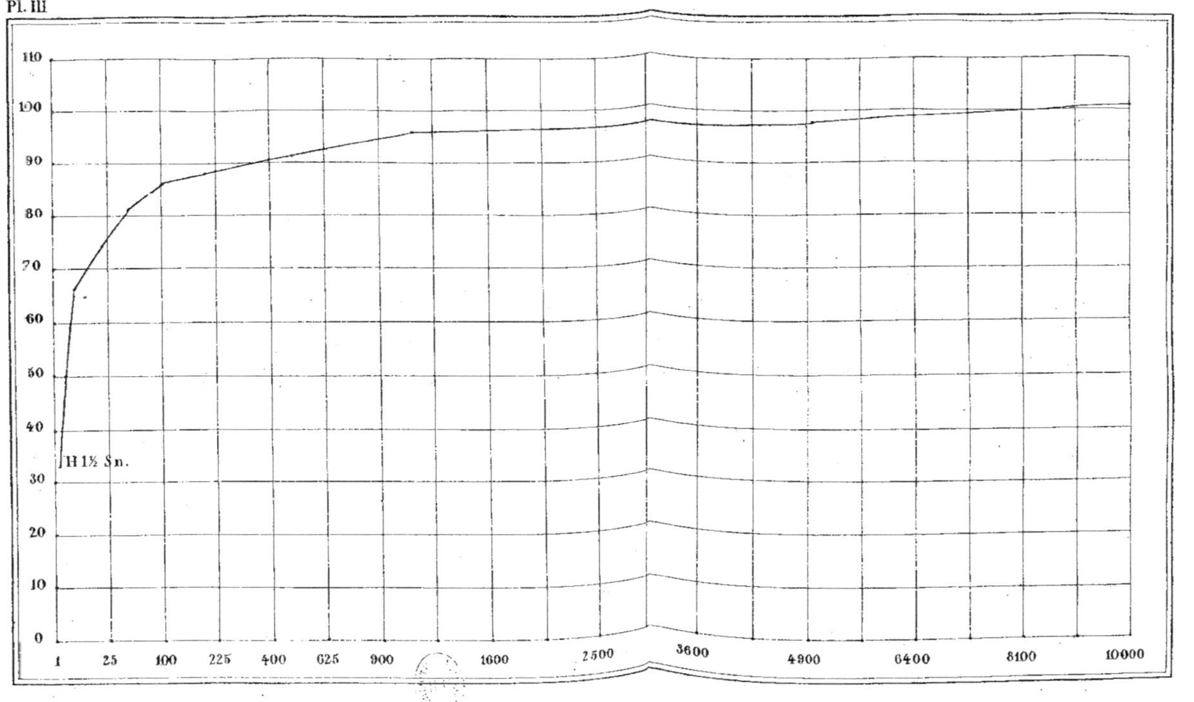

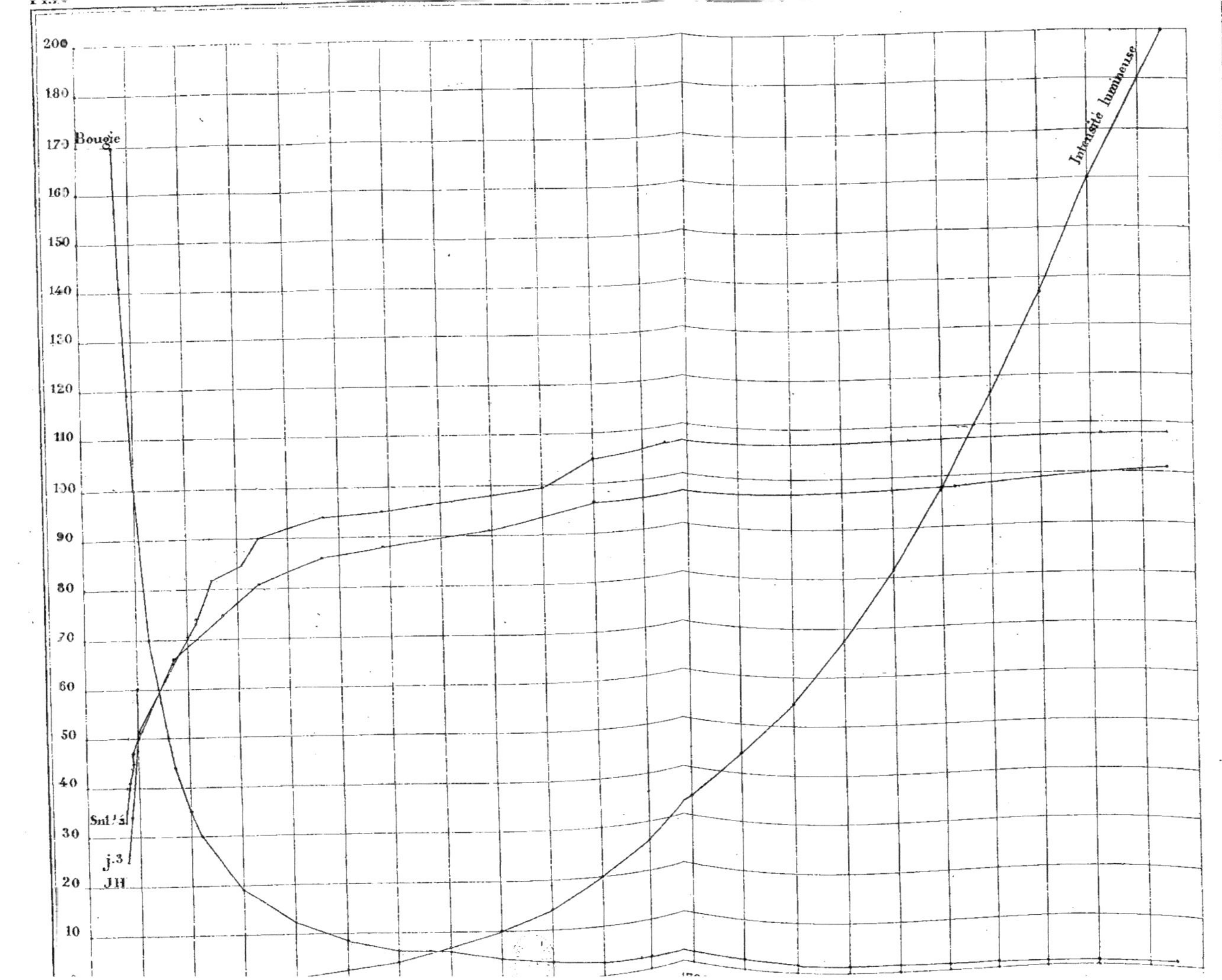
200
180
170
160
150
140
130
120
110
100
90
80
70
60
50
40
30
20
10
Bougie
Intensité lumineuse
j.3
JH

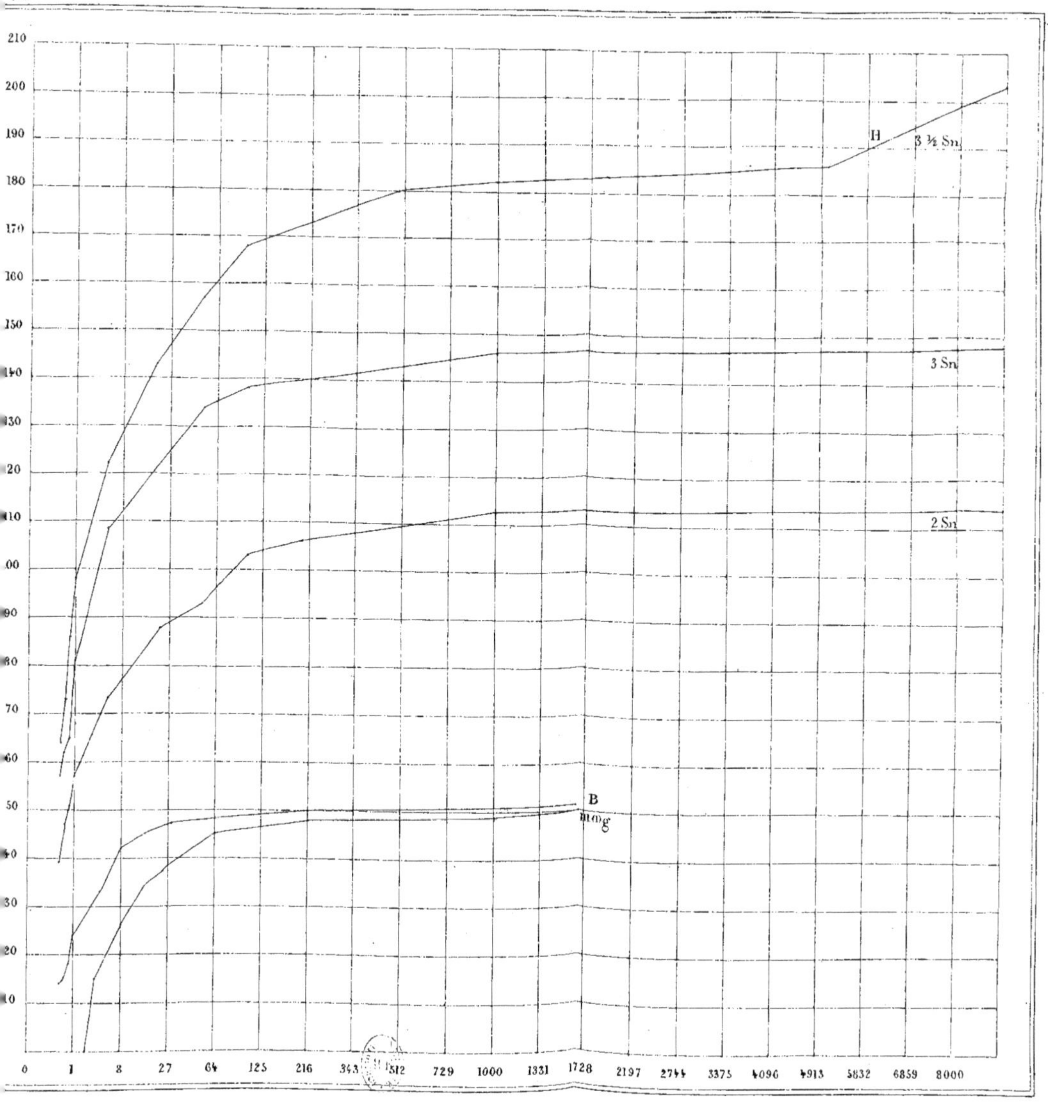

Pl. V

210
200
190
180
170
160
150
140
130
120
110
100
90
80
70
60
50
40
30
20
10

0 1 8 27 64 125 216 343 512 729 1000 1331 1728 2197 2744 3375 4096 4913 5832 6859 8000

H 3 ½ Sn

3 Sn

2 Sn

B

m@g

Pl. VI

130
120
110
100
90
80
70
60
50
40
30
20
10
0
0
1
8
27
64
125
216
343
512
729
1000
1331
1728
2197
2744
3375
4096
4913
5832
6859
8000
10000
15 (1)
20 n
16 n
15 n
1 n

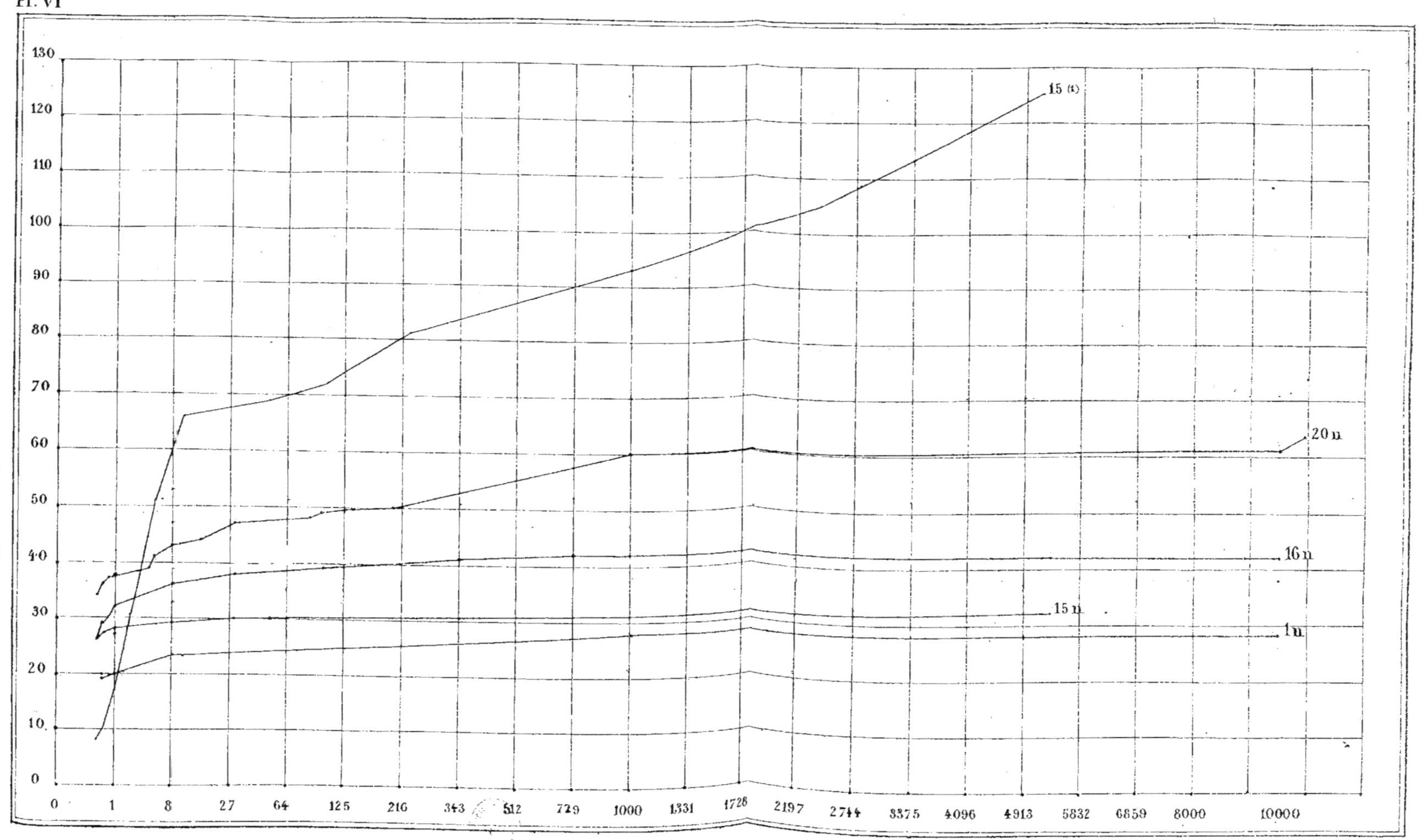

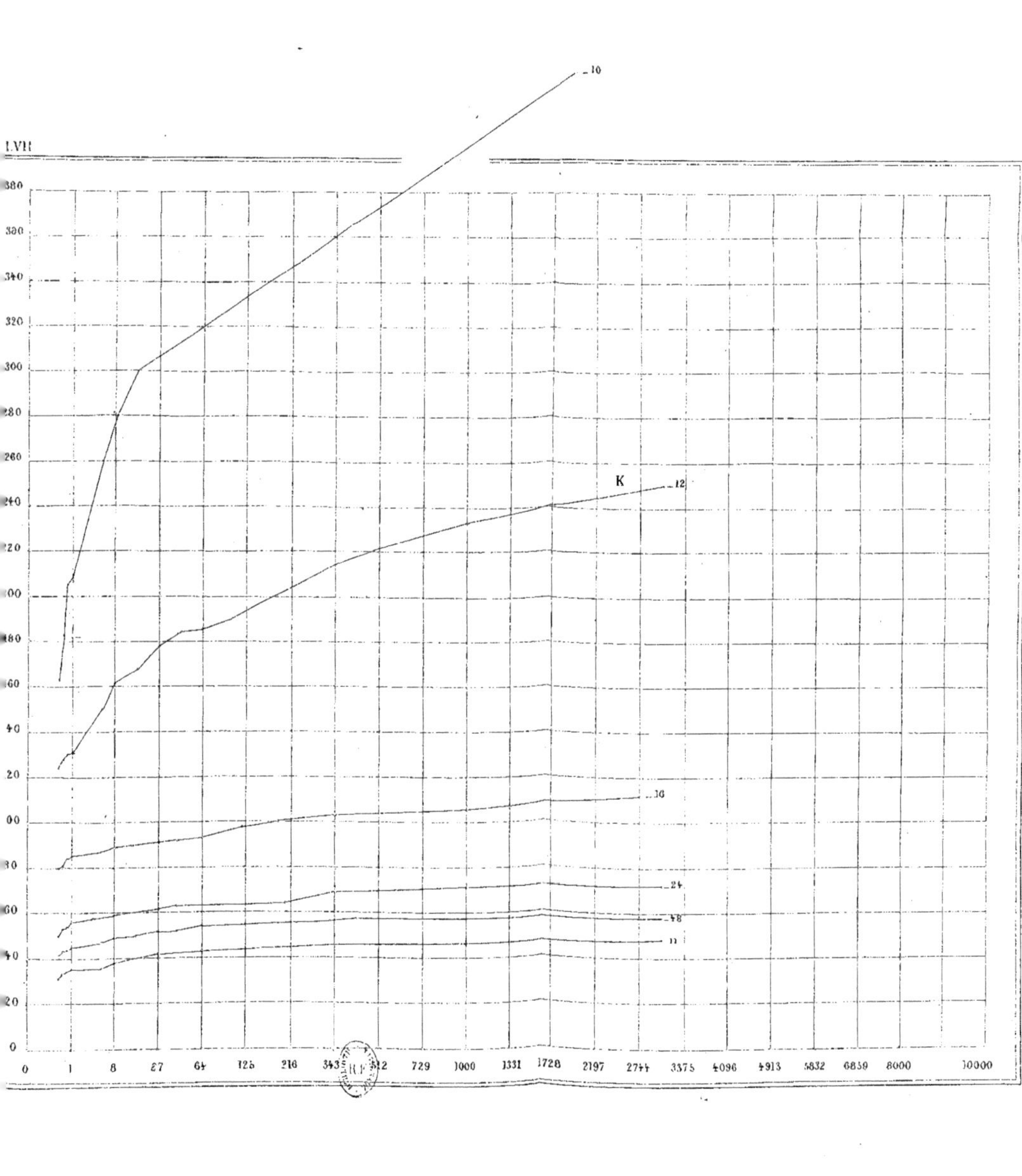
LVII
380
360
340
320
300
280
260
240
220
200
180
160
140
120
100
80
60
40
20
0
0
1
8
27
64
125
216
343
512
729
1000
1331
1728
2197
2744
3375
4096
4913
5832
6859
8000
10000
10
K
12
16
24
48
11

Pl. VIII

120
110
100
90
80
70
60
50
40
30
20
10
0
1
8
27
564
125
216
343
212
729
1000
1331
1728
2197
2744
3375
4096
4913
5832
6859
8000
10000
5j.
8j.
V. 1j.
8
5
1

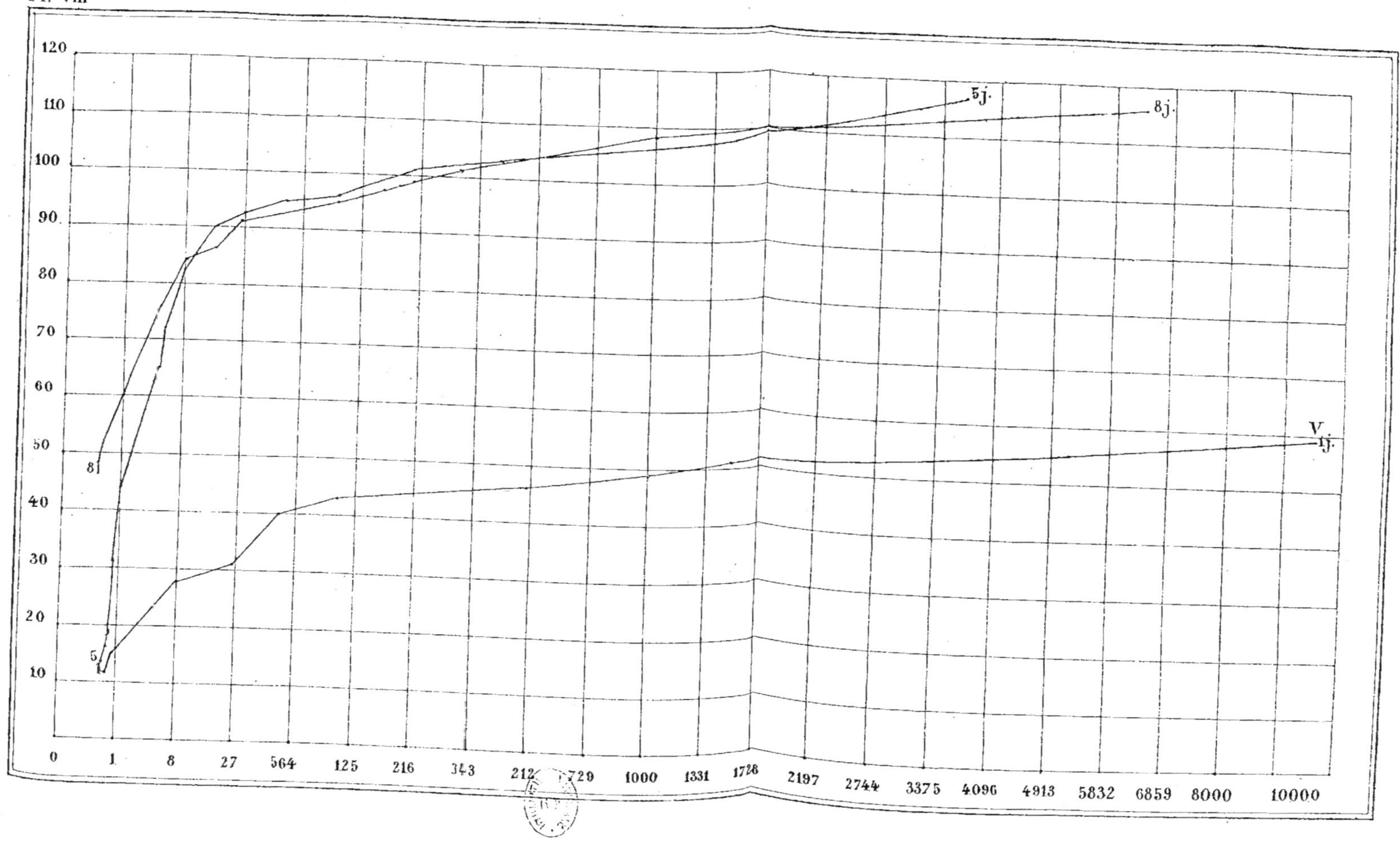

Pl. IX

Sn 2½
Sn H 1/11
110
105
100
95
90
85
80
75
70
65
60
55
50
45
40
35
30
25
20
15
10
0
1
8
27
64
125
216
343
512
729
1000
1331
1728
2197
2744
3375
4096
4913
5832
6859
8000
10000

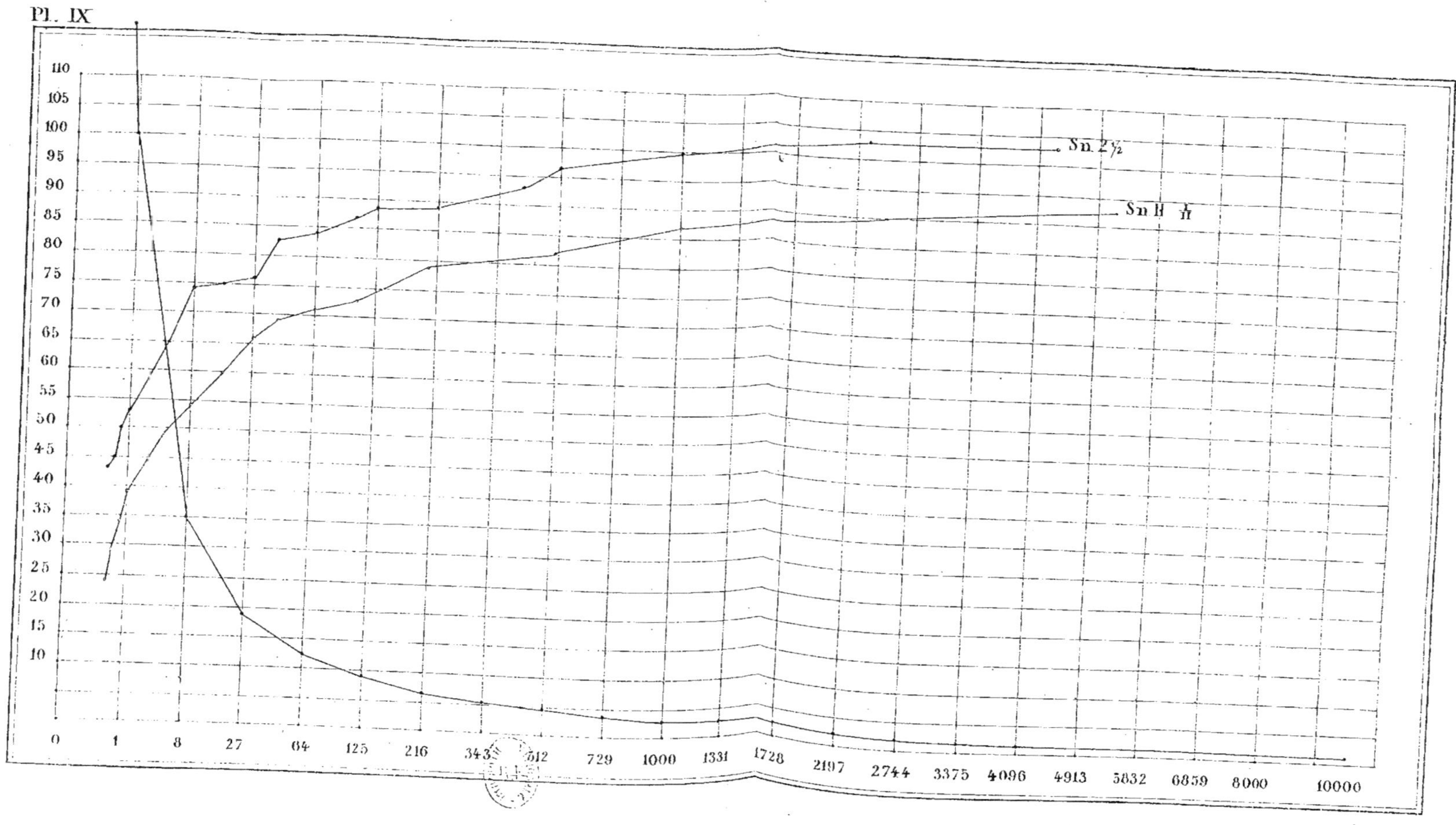

Pl. X

E. N° II $\frac{3}{11}$ Sn
6
m
110
105
100
95
90
85
80
75
70
65
60
55
50
45
40
35
30
25
20
15
10
5
0
1
8
27
64
125
216
343
512
729
1000
1331
1728
2197
2744
3375
4096
4913
5832
6859
8000
10000

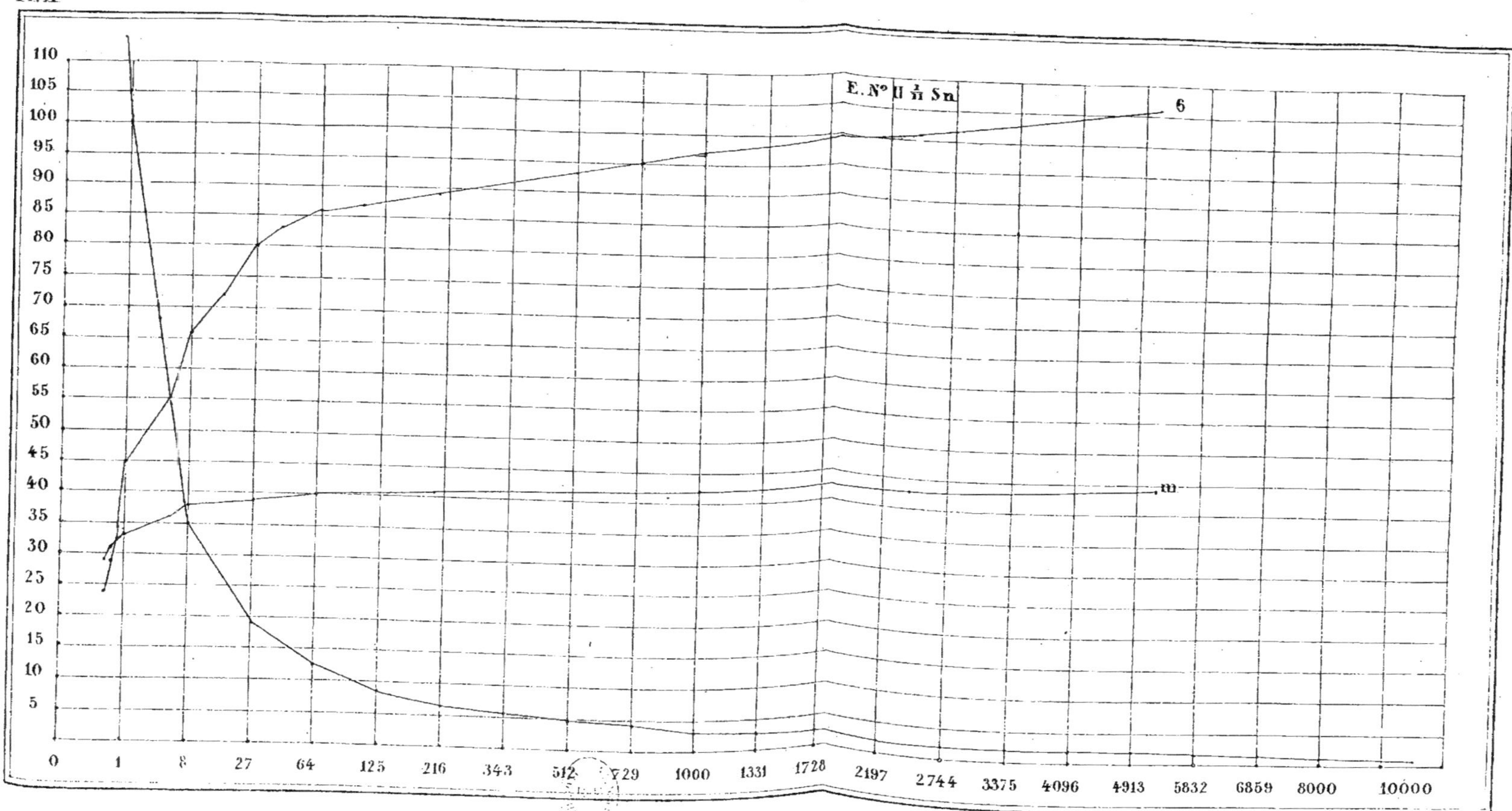

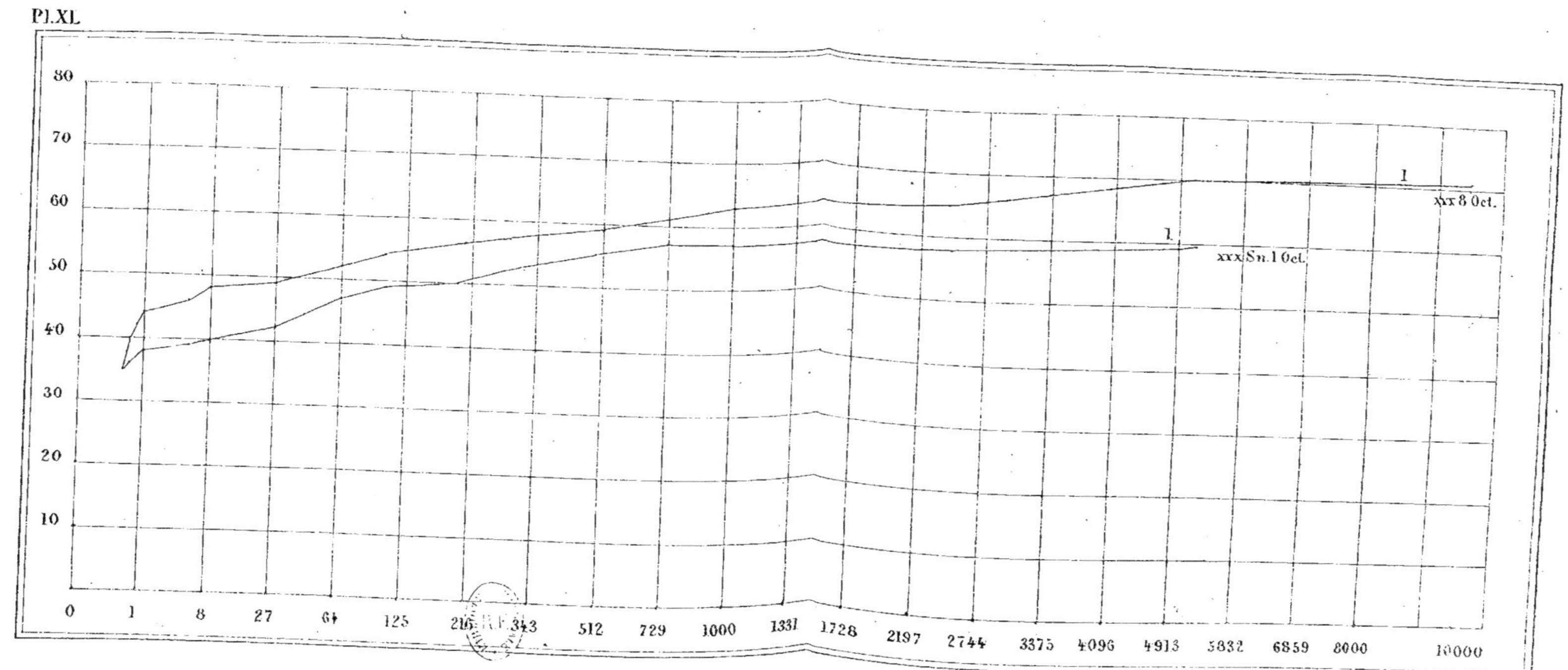

Pl.XL
80
70
60
50
40
30
20
10
0
1
8
27
64
125
216
343
512
729
1000
1331
1728
2197
2744
3375
4096
4913
5832
6859
8000
10000
1
xxx 8 Oct.
1
xxx Sn. 1 Oct.

Pl. XII

C. 3 Sn.
22 7bre
17 7bre
15 7bre
70
60
50
40
30
20
10
0
1
8
27
64
125
216
343
512
729
1000
1331
1728
2197
2744
3375
4096
4913
5832
6859
8000

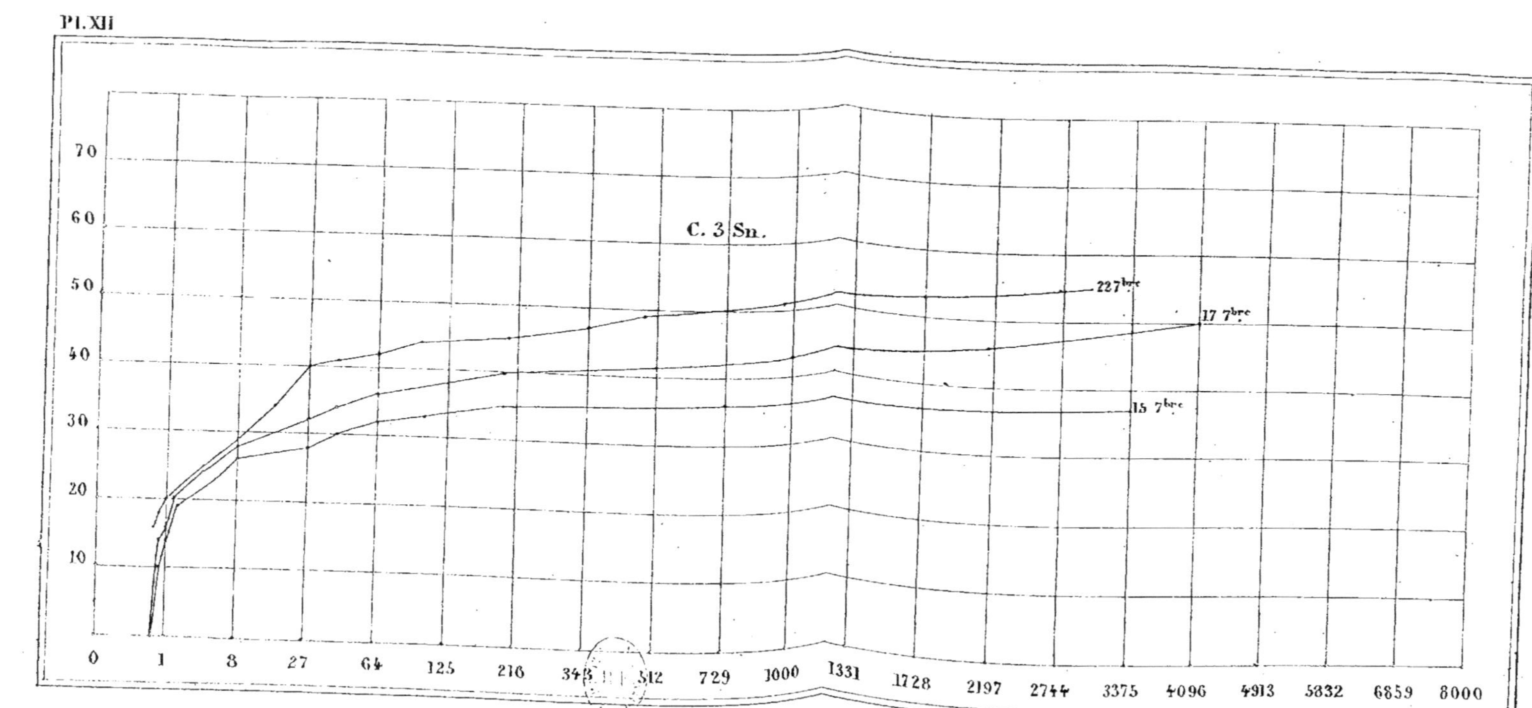

Pl. XIII

7;10
6;10
5;10
4;10
3;10
2;10
1;10
0
0
1
8
17
64
125
216
343
512
729
1000
1331
1728
2197
2744
3375
4096
4913
5832
lunettes
L. N° 4½ Sn.
o. g.
o. d.

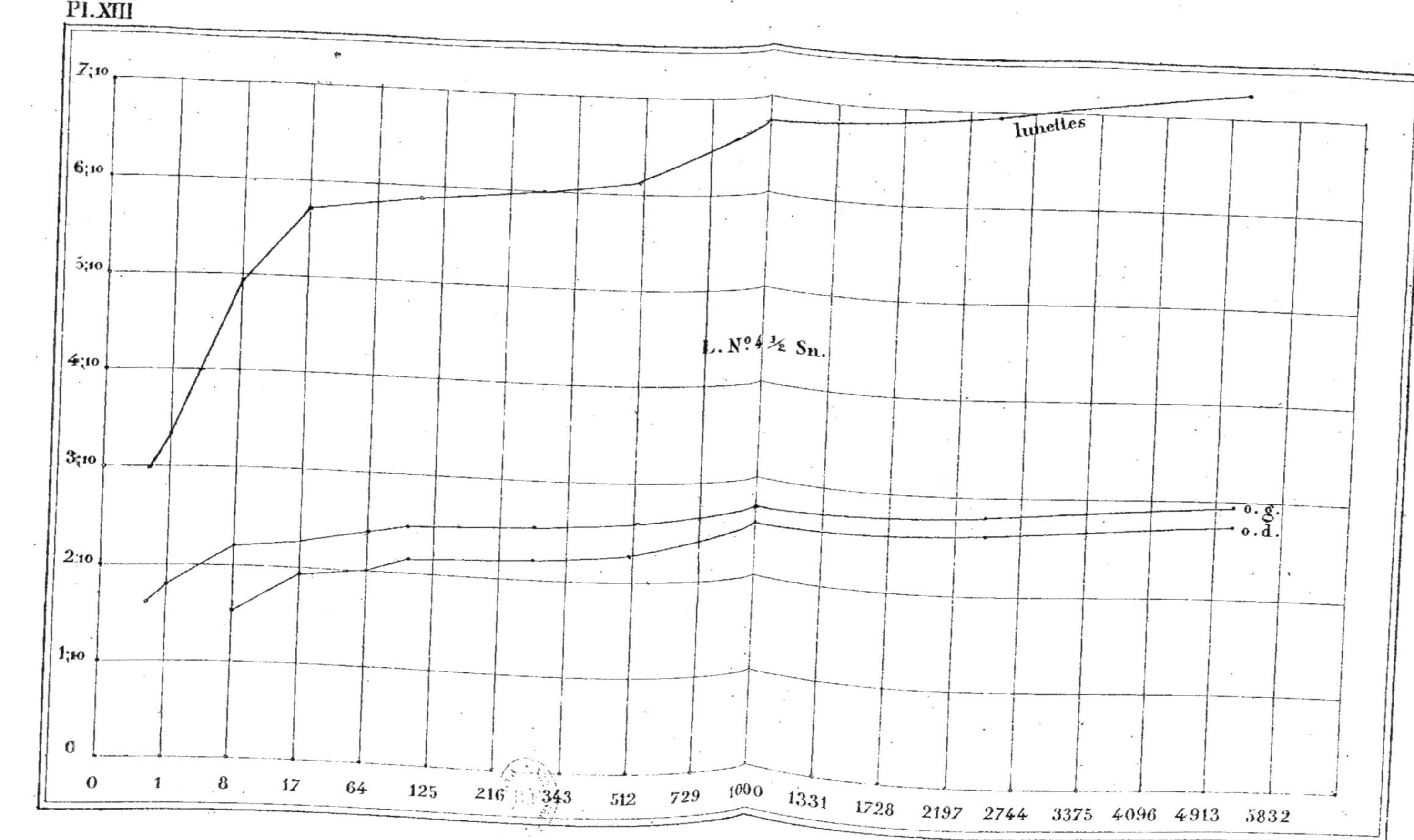